V. PAUCHET.

Chirurgie de la Prostate

PARIS. O. Doin et Fils, Éditeurs.

CHIRURGIE
DE LA PROSTATE

CHIRURGIE

DE LA PROSTATE

PAR

LE Dr VICTOR PAUCHET (D'AMIENS)

Ancien Interne-lauréat des hôpitaux de Paris,
Correspondant de la Société de Chirurgie,
Professeur suppléant de clinique chirurgicale à l'École de Médecine,
Chirurgien des hôpitaux.

Avec 75 figures dans le texte.

PARIS

OCTAVE DOIN ET FILS, ÉDITEURS

8, PLACE DE L'ODÉON, 8

1909

PRÉFACE

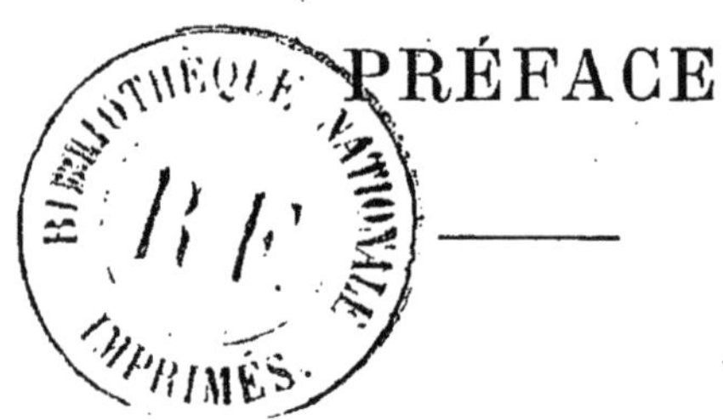

J'ai pratiqué cent treize prostatectomies, tant par la voie périnéale que par la méthode de Freyer. Ce petit livre a pour but principal de décrire la méthode que j'ai employée dans le traitement chirurgical de l'hypertrophie de la prostate. J'ai cru, toutefois, être utile à quelques lecteurs en traitant brièvement les autres questions relatives à la pathologie chirurgicale de la prostate.

Tout ce que je dirai sur l'étude clinique et le traitement non sanglant du prostatisme, je l'ai tiré de l'enseignement que toute ma génération chirurgicale a reçue de Guyon.

Le procédé de prostatectomie périnéale que j'ai employé est celui qui a été admirablement réglé sur le cadavre par Proust et appliqué sur le vivant par le professeur Albarran.

La meilleure méthode de prostatectomie sus-pubienne pour adénome est celle de Freyer.

La prostatectomie pour cancer doit être exécutée suivant la technique de Young.

Dans cette étude, j'ai négligé la partie histologique et bactériologique pour m'appliquer surtout à la clinique, aux indications thérapeutiques et à la technique opératoire.

V. P.

CHIRURGIE DE LA PROSTATE

I

HYPERTROPHIE PROSTATIQUE

Cette dénomination impropre désigne un état pathologique qui se manifeste chez l'homme de 55 à 80 ans et qui tend à produire une rétention d'urine plus ou moins complète. Les phénomènes dysuriques consécutifs aux prostatites aiguës, aux cancers et à la tuberculose ne font pas partie de cette étude.

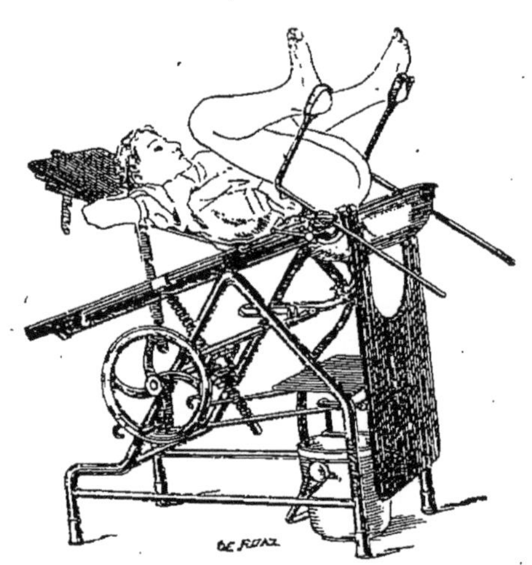

Fig. 1. — Table génito-urinaire de Pasteau. La meilleure table pour les examens, traitements et opérations des voies urinaires.

Étiologie. — Huit fois sur dix, l'hypertrophie de la prostate est due à la transformation adénomateuse de cette glande, adénome comparable aux tumeurs bénignes du sein ou au goitre. Moins souvent, elle est due à une inflammation chronique, à une infection lente de la glande ou du tissu cellulaire voisin (prostatite ou périprostatite chronique).

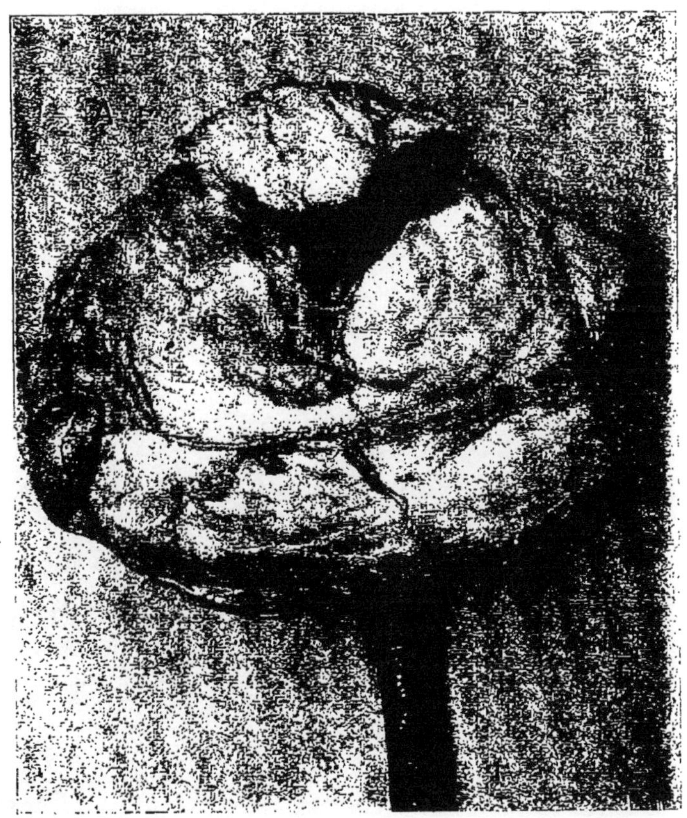

Fig. 2. — Prostatectomie transvésicale, 106 grammes.
Lobe moyen (A) est le prolongement du lobe droit ; il dévie l'urètre fortement à gauche, où se trouve le bec de la sonde. — Homme de 68 ans, atteint de rétention incomplète.

A quoi est due cette hypertrophie? — On a accusé les excès génitaux, la continence exagérée, les urétrites chroniques. Il est prouvé que les prostatites glandulaires chroniques, causées elles-mêmes par les conditions préeédentes, peuvent, à un moment donné, évoluer vers l'adénome; mais chez un grand nombre de sujets porteurs d'hypertrophie de la prostate on ne relève aucun de ces

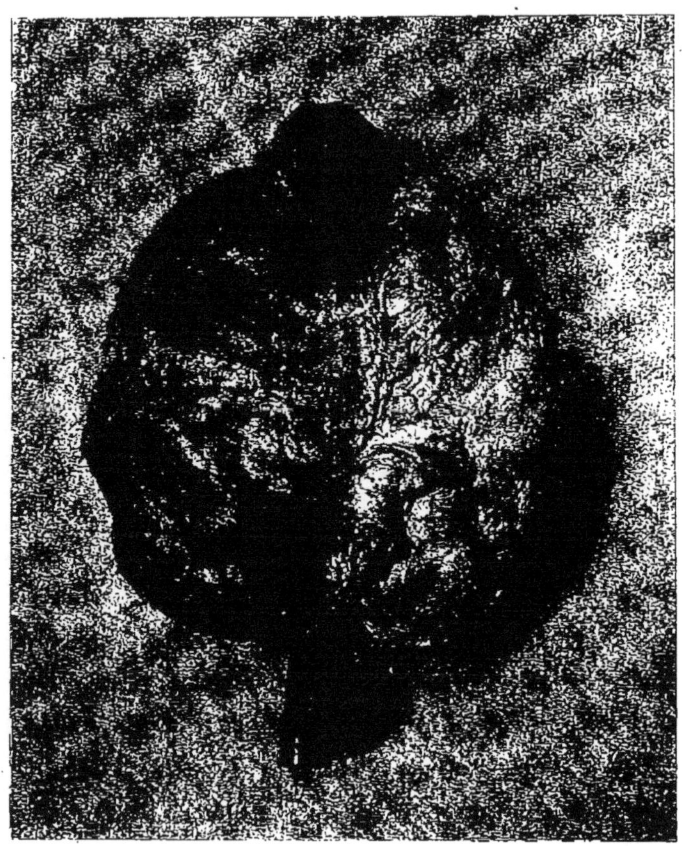

Fig. 3. — Prostatectomie transvésicale, glande de 90 grammes. 75 ans.

antécédents étiologiques. On peut donc dire que nous ignorons la cause de cette affection.

Les troubles dysuriques qui constituent le prostatisme ne sont jamais dus, comme on a cru jadis, à une atonie primitive, à une sclérose essentielle des parois vésicales.

La parésie du réservoir urinaire est due chez les prostatiques au surmenage résultant des efforts répétés de la vessie pour expulser l'urine à travers un urètre rétréci. La diminution du calibre de la première portion de l'urètre est due toujours à une modification de la prostate. Huit fois sur dix, cette modification consiste dans une dégénérescence adénomateuse, mais elle peut être due également à l'étranglement du canal par une prostatite chronique ou à une périprostatite.

Anatomie normale de la prostate. — La prostate présente la forme et le volume d'une châtaigne. La partie pointue de l'organe est dirigée vers le bas, au contact même de l'aponévrose moyenne du périnée.

Sa base est dirigée en haut vers la cavité vésicale.

La prostate entoure le col de la vessie et l'urètre sur une longueur de 2 à 3 centimètres. Ce canal la traverse de haut en bas et se creuse une gouttière sur sa face antérieure. La face postérieure de la prostate, ainsi qu'on peut le constater par le toucher rectal, est lisse et divisée sur la ligne médiane par un sillon peu profond. Elle est entourée d'une capsule fibreuse qui la sépare des organes voisins. La prostate est divisée en deux lobes, comme la thyroïde, mais ces lobes, au lieu de rester éloignés l'un de l'autre, sont ici intimement accolés sur la ligne médiane ; entre eux, s'insinuent les deux canaux éjaculateurs qui débouchent dans l'urètre au sommet du veru montanum. Il n'existe pas normalement de lobe moyen. Les lobes médians, qui font parfois saillie au niveau du col, sont des excroissances adénomateuses faisant partie d'un des deux lobes hypertrophiés.

Chacun des deux lobes prostatiques est formé d'un stroma fibreux dans lequel sont noyés 6 à 8 lobules glandulaires, formés d'acini aboutissant à un conduit excréteur. Ces conduits débouchent sur la paroi inférieure de l'urètre prostatique, sur les côtés du veru montanum. Ce stroma contractile sert à expulser le liquide prostatique et à le mêler au sperme amené par les conduits éjaculateurs.

Les vaisseaux de la prostate sont nombreux. Les veines forment un plexus important dans l'épaisseur de la capsule fibreuse et tout autour de l'organe. Ce plexus veineux péri-prostatique, ce lac sanguin dans lequel baigne la glande, explique les poussées congestives qui peuvent modifier son volume et les infections générales qui résultent de cathétérismes septiques. Ce réseau veineux communique avec le système hémorroïdal, d'où possibilité d'une infection prostatique d'origine intestinale : colique ou rectale.

Les lymphatiques sont également nombreux dans la loge prostatique ; ils entourent chaque acinus, s'anastomosent entre eux, se dirigent à la périphérie et forment un réseau sous-capsulaire. Ils font de la prostate une véritable éponge lymphatique. Du réseau sous-capsulaire partent quatre troncs, dont deux supérieurs, plus importants, aboutissent à un ganglion situé à égale distance du trou sous-pubien et du détroit supérieur. Ils communiquent également, soit par voie directe, soit par voie rétrograde avec les ganglions pelviens, iliaques, inguinaux et lombaires.

Anatomie pathologique. — La prostate s'hypertrophie

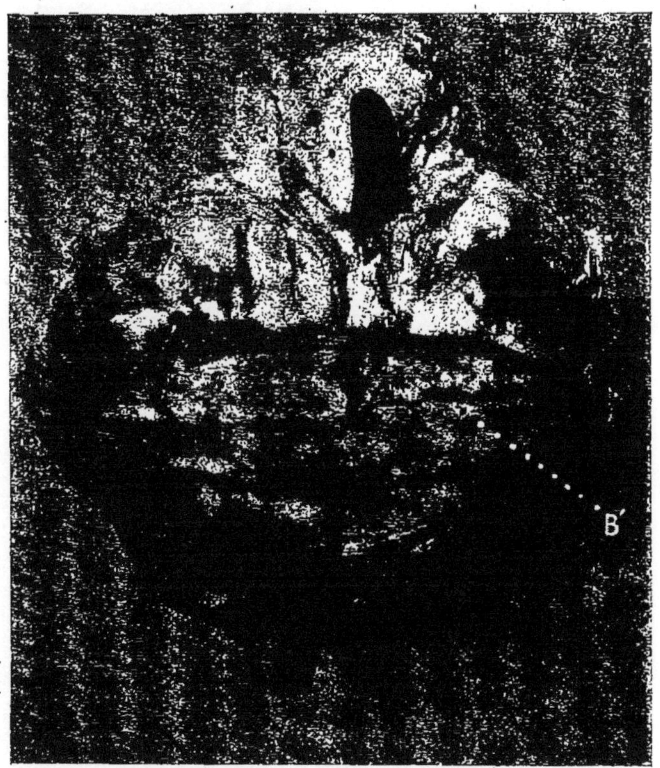

Fig. 4. — Prostatectomie transvésicale. — Prostate de 115 grammes. Malade de 77 ans. Rétention incomplète.

A, lobe moyen. Les deux lobes latéraux B, vus de face ici, ne peuvent donner idée de leur diamètre antéro-postérieur, ici très étendu.

chez un grand nombre d'hommes à partir de 55 ans. Un tiers des vieillards présentent une prostate grosse; 5 p. 100 seulement sont atteints de troubles urinaires susceptibles de soins médico-chirurgicaux. Huit fois sur dix, cette hypertrophie est due à la dégénérescence adénomateuse de l'organe. Cette néoplasie bénigne porte ordinairement sur les deux lobes. L'organe offre alors

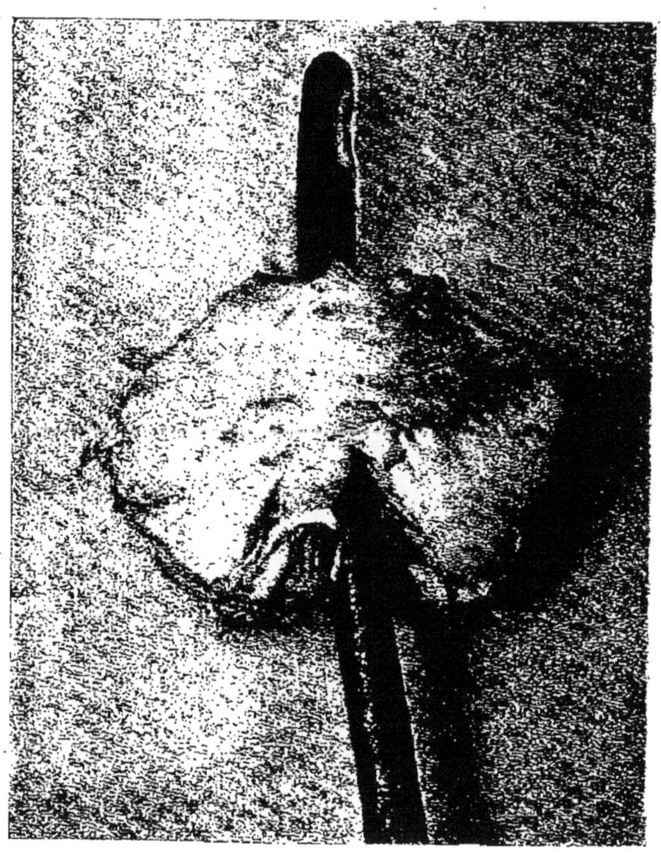

Fig. 5. — Prostatectomie transvésicale, secondaire à une cystostomie pour infection et calculs. — Hypertrophie de 45 grammes, régulière, nullement en rapport comme volume avec les accidents. 72 ans.

l'aspect d'un cerveau de singe, avec ses deux hémisphères. Elle représente un ovoïde dont l'extrémité large repose en bas, sur l'aponévrose moyenne du périnée, et dont l'extrémité mince fait saillie dans la cavité vésicale.

Souvent, un des deux lobes est plus gros que son congénère. Des productions adénomateuses peuvent se surajouter aux deux masses principales et leur donner un aspect irrégulier semblable à celui des fibromes utérins sous-péritonéaux. Ces productions, quand elles font saillie vers la vessie, constituent le lobe moyen, lequel peut être sessile en forme d'épiglotte, de luette, ou pédiculé en grain de raisin.

Le volume d'une prostate adénomateuse atteint celui d'une noix, d'une orange. Son poids oscille alors entre 40 et 100 grammes. La plus grosse que j'ai enlevée pesait 180. Freyer en a présenté une de 300 grammes. L'urètre et la vessie sont altérées dans leur forme, leur direction et leur dimension ; ces modifications sont en rapport avec la forme et le volume de la prostate,

L'urètre prostatique est allongé ; au lieu de 2 à 3 centimètres, il atteint 8 à 10 centimètres de long. La sonde introduite pour vider la vessie doit alors être poussée jusqu'au pavillon pour ramener l'urine. Quand les deux lobes sont également hypertrophiés, l'urètre est comprimé latéralement. La coupe du canal représente une fente verticale. Quand l'hypertrophie est inégale et qu'un lobe est plus volumineux que l'autre, l'urètre devient curviligne dans le sens transversal.

S'il existe un lobe moyen au niveau du col, l'urètre devient curviligne dans le sens vertical et se dédouble en V ou en Y dans le sens transversal. Chaque branche du V passe de chaque côté du lobe moyen. Quand l'hypertrophie est régulière et fait le tour du canal, la forme de l'urètre n'est pas modifiée, mais son calibre est rétréci, étranglé circulairement.

Tandis que la prostate s'hypertrophie, elle fait saillie du côté de la vessie et du côté du rectum, mais pas nécessairement des deux côtés à la fois. Elle ne peut faire saillie vers le périnée, car elle repose sur l'aponévrose moyenne, laquelle est rigide et lui oppose sa résistance.

Tandis que la prostate se développe vers la vessie, elle entraîne l'orifice vésical plus haut que le fond de l'organe, d'où production d'un bas-fond, en arrière de la saillie glandulaire. Ce bas-fond rétro-prostatique ne se vide pas au moment de la miction. Il en résulte une rétention incomplète, un résidu liquide qui augmente progressivement et proportionnellement au surmenage et à l'affaiblissement du muscle vésical.

Pour que les mictions s'opèrent, il faut : 1° que le canal soit libre ; 2° que la vessie soit contractile. Dès que les lobes prostatiques s'hypertrophient, l'écoulement de l'urine est contrarié, la vessie fait effort pour surmonter l'obstacle.

Au début, cet effort produit une hypertrophie compensatrice de la tunique musculaire. L'évacuation se fait encore complètement. Bientôt les efforts répétés aboutissent au surmenage vésical ; la vessie entre en « asystolie », perd sa contractilité et cesse de se vider complètement.

Cette évacuation incomplète se traduit d'abord par un résidu de 100, 150 centimètres cubes d'urine qui restent après chaque miction. C'est la *rétention incomplète sans distension*. Mais si la parésie vésicale s'accroît, si l'atonie par surmenage augmente, la vessie se laisse distendre, ne vide plus son trop-plein que par regorgement. L'écoulement se fait non seulement au moment des mictions

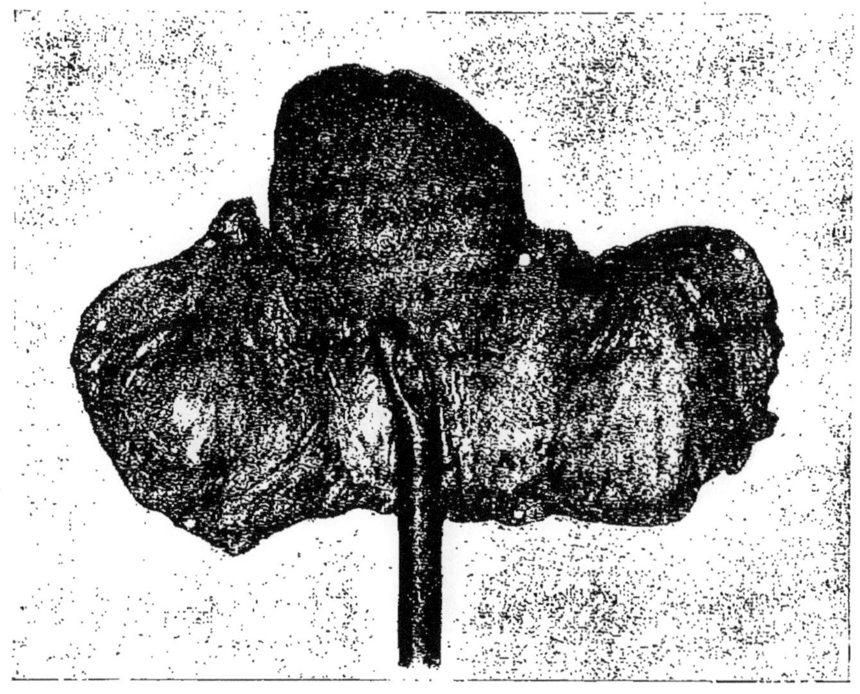

Fig. 6. — Prostatectomie transvésicale. — Prostate de 40 grammes ouverte. Rétention complète. Les lobes latéraux, peu volumineux, ne pouvaient expliquer la dysurie. Lobe moyen très gros, formant clapet. La sonde est placée dans l'urètre prostatique.

volontaires, mais encore inconsciemment, pendant l'intervalle de ces mictions (*incontinence*). Cet état constitue la *distension*, distension qui atteint non seulement la vessie, mais aussi les uretères, le bassinet. Le cystoscope montre les orifices urétéraux béants. Cela nous explique combien les « distendus » sont fragiles à l'infection et peuvent succomber après un cathétérisme mal conduit.

La paroi vésicale distendue est très mince, la vessie en état de rétention chronique simple est au contraire épaisse ; la muqueuse se soulève en forme de colonnes

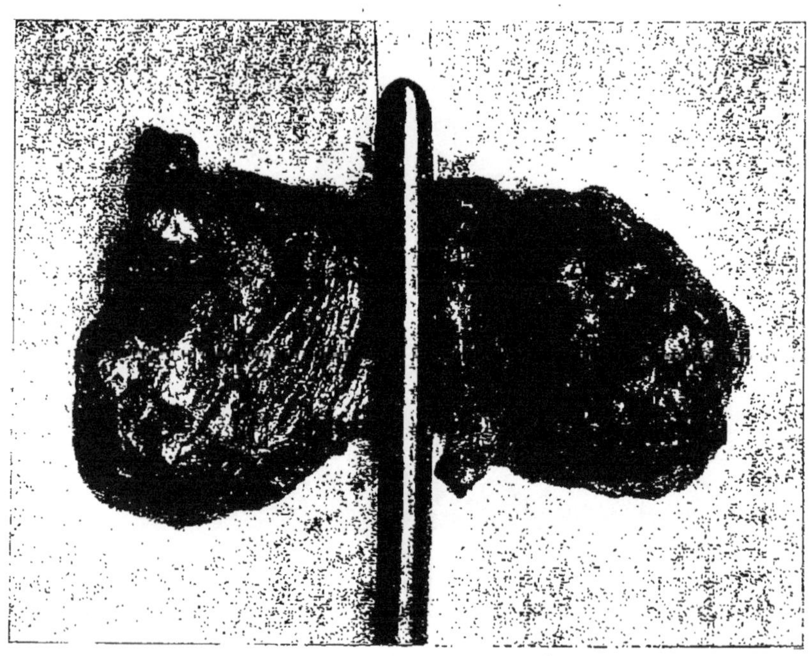

Fig. 7. — Prostatectomie transvésicale. — Petite prostate de 40 grammes fondue. La sonde est dans l'urètre ouvert. De chaque côté, lobes latéraux. L'urètre très rétréci. Rétention complète.

semblables aux piliers du troisième ordre du cœur. Ces saillies peuvent délimiter des loges et des cellules de dimensions véritables.

Variétés anatomiques de l'hypertrophie de la prostate. — Sur dix hypertrophies de la prostate il y en a une en voie de dégénérescence épithéliomateuse ; il s'agit là d'un cancer dit adénoïde peu infectant, circonscrit, dont l'évolution sera relativement lente (deux, trois, quatre ans); cette néoplasie maligne n'est généralement reconnue que par l'examen histologique, ou tout au moins par l'aspect macroscopique de la pièce, après prostatectomie.

Sur dix prostatiques, il y a un ou deux malades chez lesquels les accidents dysuriques sont dûs, non pas à l'adénome, mais à une prostatite chronique ou à une périprostatite.

La prostatite chronique glandulaire s'accompagne d'une augmentation de volume de l'organe. La prostatite fibreuse est d'une dureté ligneuse, de forme régulière et petite. La périprostatite peut en imposer, à un examen superficiel, pour un adénome ou un cancer. Autour de la glande chroniquement enflammée, la capsule et les tissus cellulaires périprostatiques sont épaissis, infiltrés, soudés à la glande dont ils ne peuvent être séparés que par la section au bistouri.

Cette infiltration inflammatoire périprostatique remonte souvent vers la vessie, le long des vésicules séminales.

J'ai tenté une seule fois la prostatectomie sus-pubienne dans un cas semblable ; j'ai ramené d'un bloc la prostate, la capsule, les deux vésicules séminales et les canaux déférents. Le malade est mort de cellulite pelvienne. Il est généralement facile, comme nous le verrons plus tard, de distinguer la prostatite ou la périprostatite de l'hypertrophie banale ou adénome.

L'hypertrophie adénomateuse est admirablement disposée pour la décortication. Chaque lobe dégénéré est pourvu d'une capsule propre. Les deux lobes réunis, y compris l'urètre prostatique qui passe entre eux, sont entourés d'une capsule fibreuse commune dont ils sont

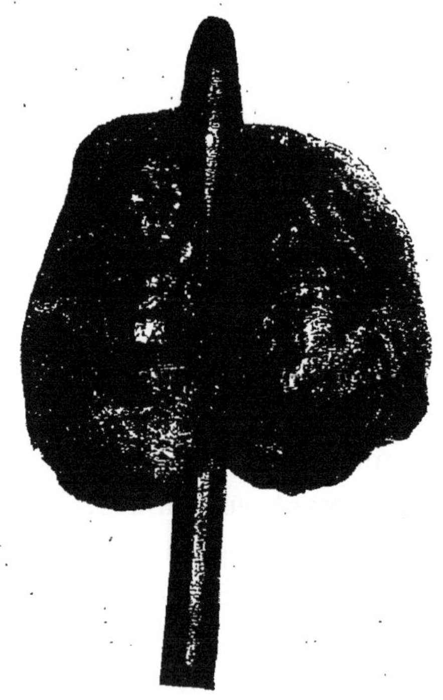

Fig. 8. — Prostatectomie transvésicale. — 76 ans. Rétention aiguë. Opéré en deux temps. 57 grammes.

séparés par une lame celluleuse, laquelle forme un excellent plan de clivage pour la décortication.

La capsule fibreuse commune est constituée d'abord par la capsule fibreuse anatomique, c'est-à-dire par l'ensemble des aponévroses de la prostate avec les veines qui y sont contenues ; elle est constituée également par une partie du tissu musculo-fibreux de la prostate qui a été refoulé à la périphérie. On peut donc dire que, dans la prostatectomie sus-pubienne, on n'enlève pas la totalité absolue de la prostate, mais les masses qui ont subi la dégénérescence adénomateuse ; une partie de la couche corticale musculo-fibreuse de l'organe reste.

On pourrait comparer la prostate hypertrophiée et adénomateuse à un utérus gravide.

Le fœtus représente la prostate adénomateuse qu'il faut énucléer ; la paroi utérine correspond à la gaine musculo-fibreuse et vasculaire.

Cette comparaison explique même le mode de réparation et de guérison après l'opération de Freyer. Cette coque musculo-fibreuse, ménagée par l'extirpation, défend le tissu cellulaire péri-vésical contre l'infection, l'infiltration d'urine et la cellulite pelvienne. La rétraction de cette tunique en partie musculaire oblitère les veines qui y sont contenues et prévient à la fois l'hémorragie ou l'infection.

Symptômes. — Nous avons vu dans l'anatomie pathologique que le prostatisme évoluait en trois périodes :

1° *Une période compensatrice*, pendant laquelle le patient vide totalement sa vessie. Elle se manifeste par une légère pollakiurie nocturne et quelques troubles de la miction, à l'occasion des causes provocatrices de la congestion pelvienne : coït, station assise, repas copieux.

2° *Période de rétention incomplète* sans distension, pendant laquelle la fréquence des mictions augmente surtout la nuit. Le sujet vide incomplètement sa vessie. Si on cathétérise après les mictions, on trouve un résidu de 100 à 150 grammes.

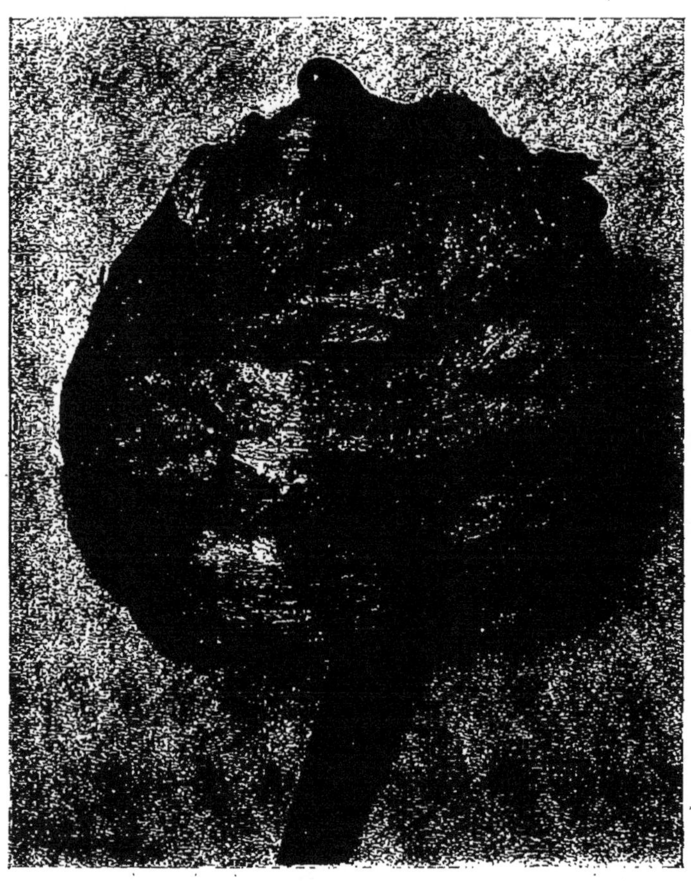

Fig. 9. — Prostatectomie transvésicale. — Prostate de 100 grammes. Distension. 67 ans. Hypertrophie régulière en apparence. Toutefois, l'urètre est curviligne et dévié à gauche.

3° *Une période de distension*, pendant laquelle la vessie amincie ne se contracte plus. Le globe vésical se perçoit en permanence au palper hypogastrique, quelques gouttes d'urine s'échappent inconsciemment dans l'intervalle des mictions (incontinence) ; l'état général du malade s'altère ; les troubles digestifs sont habituels.

Ces différentes périodes sont parfois mal tranchées en clinique et peuvent empiéter l'une sur l'autre. Pratiquement, voici comment se présente le prostatique. Il s'agit d'un homme de soixante à quatre-vingts ans qui consulte pour un ou plusieurs des troubles suivants :

1° Il urine plus souvent, surtout la nuit ;

2° Le jet d'urine part avec difficulté ;

3° Le jet perd de sa force (il pisse sur ses bottes) ;

4° En poussant, pour augmenter la force du jet, il diminue sa projection ;

5° Le jet ne s'arrête plus immédiatement sous l'influence de la volonté, et l'urine continue de s'écouler dans les vêtements après chaque miction ;

6° Il y a des intermittences dans les mictions dues à l'action des tumeurs adénomateuses formant clapet sur le col vésical.

A cette période, il n'existe encore aucune complication, pas de pus, pas de douleurs. La fréquence des mictions est due à l'irritation du col, soit par la congestion, soit par un point de l'adénome qui forme tumeur. Plus tard cette pollakiurie s'accentue avec la formation du bas-fond rétro-prostatique et la rétention incomplète.

La fréquence des mictions existe surtout la nuit sous l'influence de la congestion due au lit. Elle disparaît quelques heures après le lever. C'est ce qui attire le plus l'attention du malade.

Diagnostic. — Priez d'abord le malade d'uriner ; observez la force et le caractère du jet, puis faites-le coucher sur une table.

A. **Palper.** — Palpez la région hypogastrique et vous

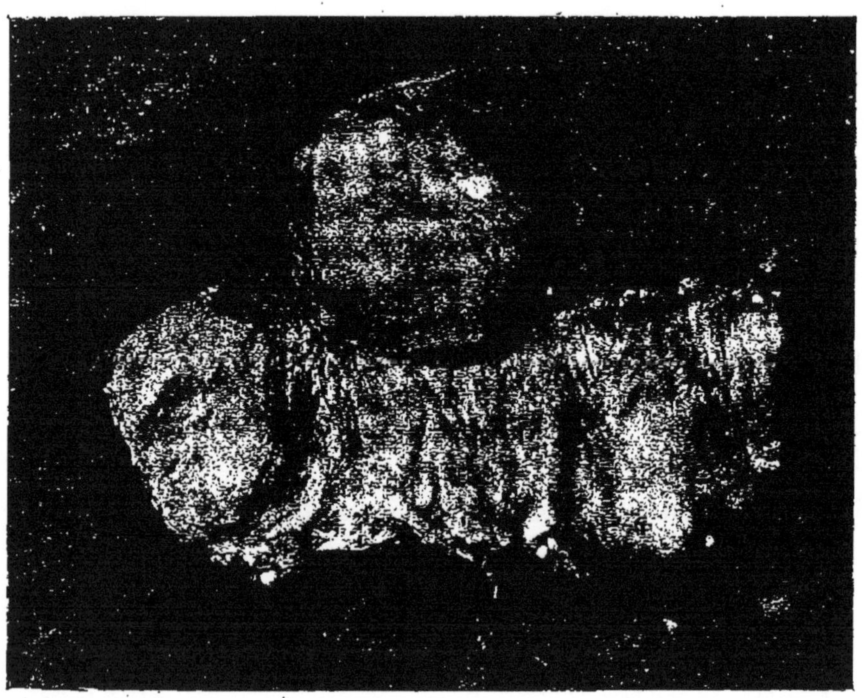

Fig. 10. — Prostatectomie transvésicale. — Prostate en épiglotte, 45 grammes. Lobe médian très développé, faisant clapet. Homme de 53 ans. Rétention incomplète depuis 3 ans. Rétention complète au moment de l'opération.

constatez s'il existe un globe vésical indiquant la distension ou une rétention incomplète prononcée.

B. **Cathétérisme explorateur.** — Avec une bougie à boule, appréciez la longueur de la traversée prostatique, l'existence de l'obstruction du col, la déviation du canal;

l'instrument chevauche-t-il sur une saillie, le ressaut qui existe en pareil cas indique l'existence d'un lobe moyen.

C. **Cathétérisme évacuateur.** — Si l'explorateur à boule n'a pas rencontré d'obstacle, prenez une sonde

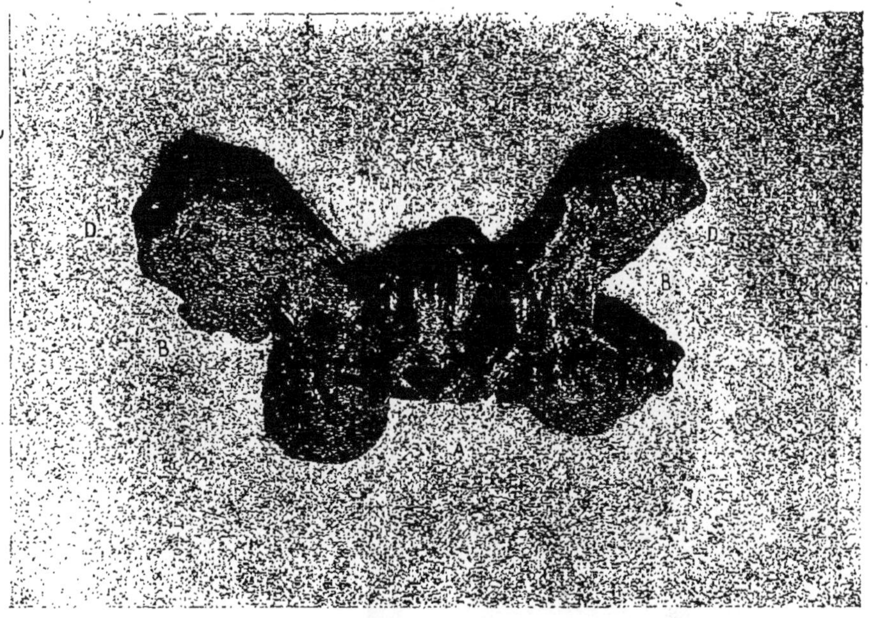

Fig. 11. — Prostate de 75 grammes; dédoublée pendant la décortication. Aspect de thyroïde.

Les deux lobes latéraux B, sont réunis par la commissure A, tapissée par l'urètre ouvert et étalé. La portion principale D, des lobes latéraux faisait saillie dans la vessie. Rétention complète. Homme de 70 ans.

Nélaton ; si, au contraire, il a buté contre une saillie de la paroi inférieure, prenez une sonde béquille ou une sonde bicoudée. La sonde entrera dans la vessie et videra le résidu s'il existe ; si le malade est en état de rétention incomplète, il ramènera 100 à 150 centimètres cubes d'urine résiduelle. Cette évacuation ne doit pas se faire toujours en entier, il pourrait en résulter de la congestion vésicale et une hématurie, d'où infection. Les vaisseaux qui sillonnent la muqueuse, privés de leur soutien habituel, se rompraient. Il faut donc vider la vessie incomplètement et laisser la sonde à demeure, ou

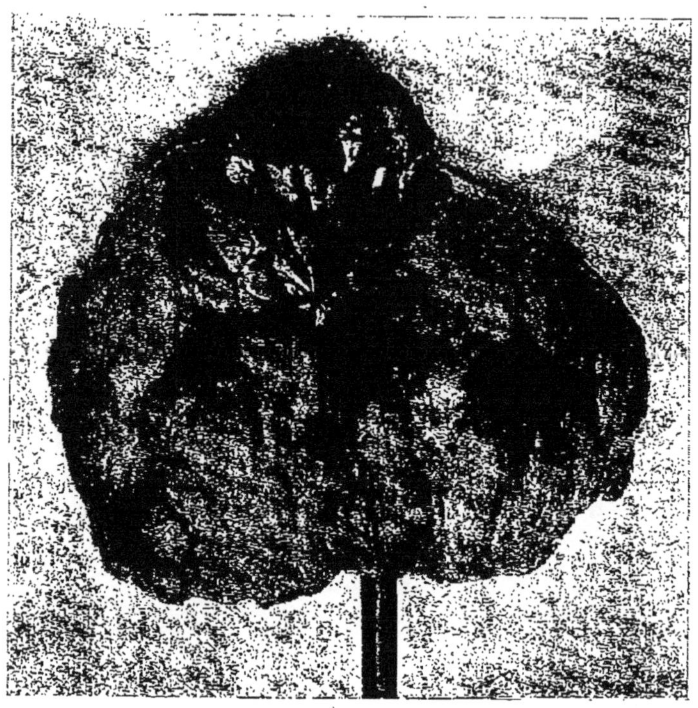

Fig. 12. — Même prostate que sur la figure précédente. — Les deux lobes ont été rapprochés par un point de suture, un peu au-dessous du lobe moyen.

recommencer le cathétérisme évacuateur, si le résidu dépasse 150 à 200 centimètres cubes.

D. **Toucher rectal.** — Le doigt, ganté et enduit de savon à la glycérine, pénètre doucement dans le rectum et note le volume de la prostate, sa grosseur normale ou exagérée, sa régularité ou ses déformations, son contour lisse ou bosselé, sa *consistance* ferme et élastique, en cas d'adénome; dure, étalée, diffuse, en cas de périprostatite ; pierreuse, noueuse, en cas de cancer. Si, sur un point, il existe une douleur vive, c'est qu'un abcès com-

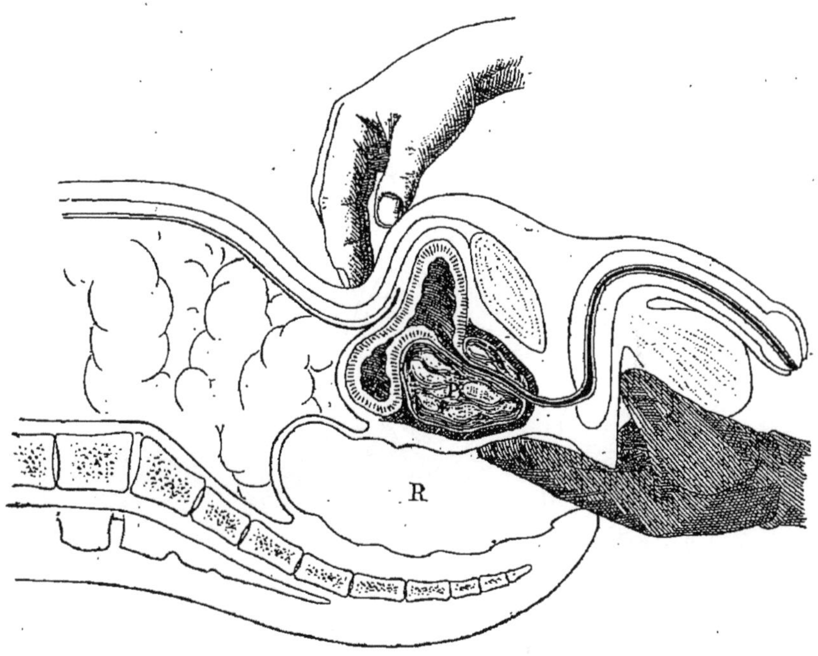

Fig. 13. — Exploration de la prostate par le palper combiné au toucher.
L'index droit dans le rectum R, aidé de la main gauche sur l'hypogastre, apprécie la consistance, la forme, le volume et la mobilité de l'adénome prostatique.

plique l'hypertrophie ; si sur un point on sent une dureté spéciale, une sensibilité exquise à la pression, il s'agit d'un calcul prostatique.

Si on craint un cancer, Freyer conseille de pousser le doigt très haut au delà de la glande et de balayer (to sweep) la base de la vessie pour sentir si elle est normalement molle ou indurée par infiltration néoplasique.

De même que toute exploration gynécologique nécessite l'action simultanée et concordante des deux mains, de même le chirurgien explorera toute la prostate, avec le doigt d'une main dans le rectum et l'autre main sur l'hypogastre. Tandis que l'index droit cale la prostate

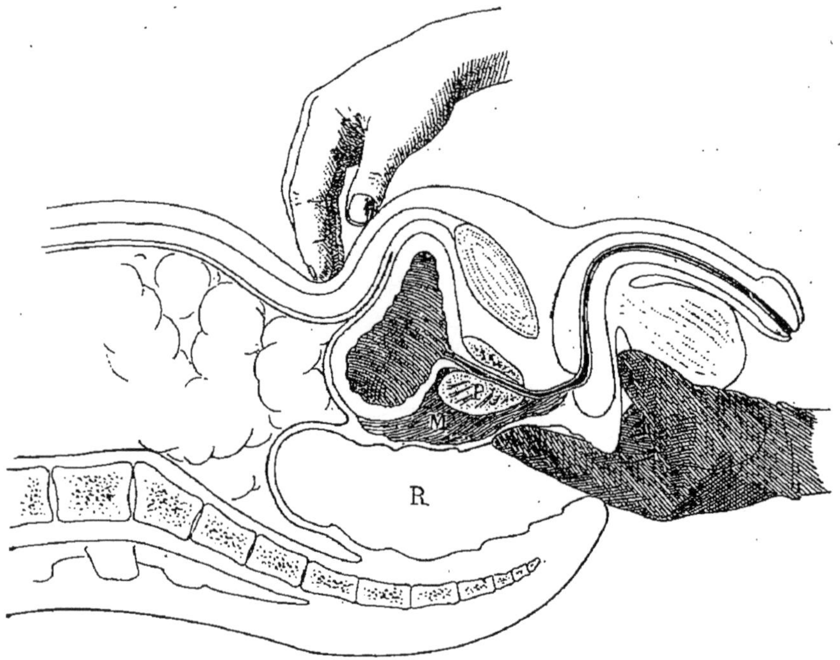

Fig. 14. — La « fausse hypertrophie » de la prostate (péri-prostatite fibreuse).

Les deux mains apprécient la consistance dure de la masse M ; l'immobilité relative, l'étalement en surface ; la diffusion des contours et l'absence de saillie du côté de la vessie. — R, rectum. — M, masse fibreuse péri-prostatique. — P, prostate de volume normal noyée dans une nappe inflammatoire chronique.

par en bas, les doigts gauches la refoulent par en haut, les deux mains se la renvoient l'une à l'autre et apprécient son volume, sa consistance et sa mobilité.

Après cette exploration faite dans le décubitus dorsal, le toucher sera renouvelé, le patient étant placé dans la position genu-pectorale. La prostate paraît ainsi plus proéminente et le doigt atteint facilement le bas-fond vésical. Ces deux explorations se complètent et se contrôlent l'une l'autre.

Ce toucher combiné au palper permet de reconnaître à quelle variété d'hypertrophie prostatique on a à faire.

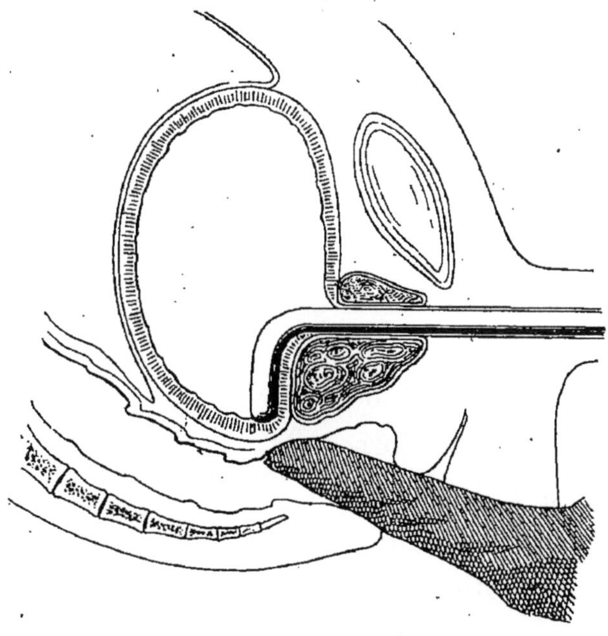

Fig. 15. — La main droite manœuvre l'explorateur métallique dont le bec est recourbé vers le bas-fond, puis ramené contre la prostate. Le doigt de la main gauche introduit dans le rectum reconnaît au-dessus de la prostate la saillie de l'explorateur.

Si la glande est bien saillante, ferme, élastique, mobile, (mobilité relative), c'est un adénome ; l'opération sera facile, le résultat immédiat et éloigné parfait. Si, au contraire, la masse prostatique est dure ou étalée, peu mobile ou fixe, il s'agit d'une prostatite chronique ou d'une périprostatite pour laquelle l'opération ne sera indiquée qu'après échec avéré du traitement par la sonde.

E. **Exploration métallique.** — Choisir un explorateur à bec court. Dès qu'il aura pénétré dans la vessie et que le manche aura été abaissé entre les jambes, incliner le bec d'abord d'un côté, puis de l'autre, pour reconnaître quel est le lobe atrophié, si tant est que la prostate fasse saillie dans la vessie. Concurremment à cette exploration intra-vésicale, la main inoccupée pratique le toucher rectal. Il arrive, en effet, fréquemment que la prostate hypertrophiée fasse saillie uniquement du côté de la vessie. Le toucher rectal ne peut alors apprécier ni la forme ni le volume de l'organe; seule l'exploration endovésicale peut faire poser le diagnostic[1].

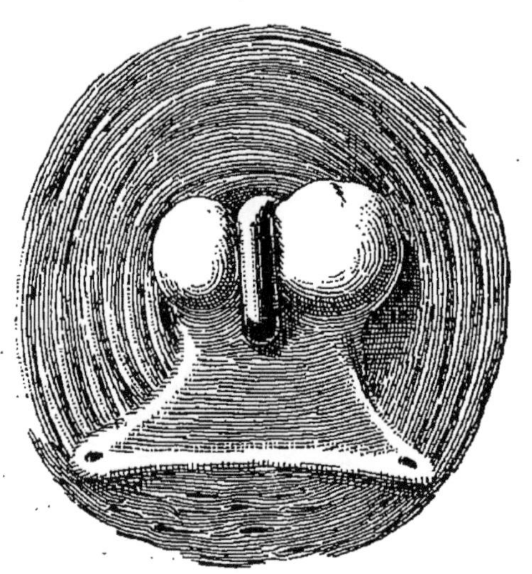

Fig. 16. — Exploration de l'hypertrophie prostatique. — Vu de l'intérieur de la cavité vésicale. L'explorateur métallique apprécie le volume respectif des 2 lobes prostatiques inégaux.

F. **Cystoscopie.** — L'introduction du cystoscope est souvent difficile ; la traversée prostatique est-elle lente, le prisme se charge de mucus qui voile le prisme. Il est bon de mettre la sonde à demeure vingt-quatre heures auparavant pour ramollir et rectifier le canal, mais la sonde provoque un suintement qu'il faut expurger par un lavage copieux des deux urètres. Introduire le cystos-

[1] Cathelin a fait construire dernièrement un mensurateur prostatique.

cope vite et sans violence en effectuant méthodiquement les temps du cathétérisme ; terminer par une manœuvre prépubienne énergique.

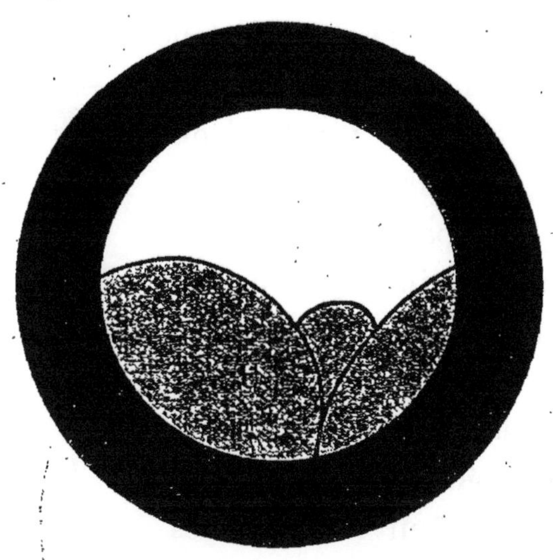

Fig. 17. — Examen endoscopique d'une hypertrophie prostatique (Pillet).

L'image représente 3 lobes, dont le médian en luette ; sur le lobe gauche, plus volumineux, orifice de l'uretère U.

Au début de l'hypertrophie, la base de la prostate forme un repli inégalement arrondi entourant le bord postérieur de l'orifice urétral. La muqueuse s'hypertrophie pour lutter contre l'obstacle commençant et fronce la muqueuse en de multiples replis qui gênent pour la recherche des méats urétéraux.

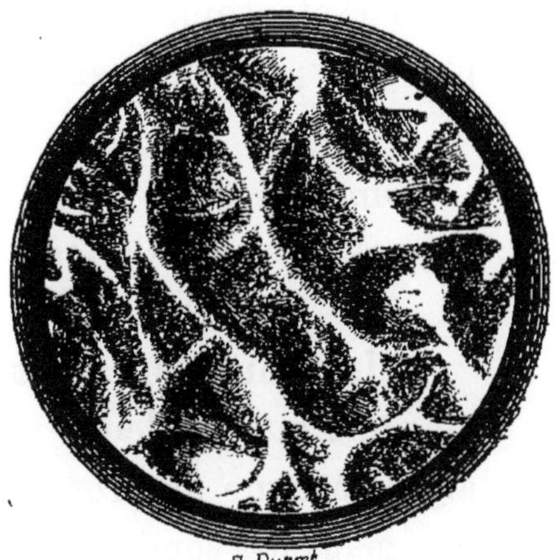

Fig. 18. — Colonnes vésicales vues au cystoscope dans la vessie d'un prostatique.

A une époque plus avancée, le cystoscope tourne en haut, effectue son entrée dans la vessie après un défilé profond dont les lobes latéraux constituent les parois. Tourné en bas, il découvre les bosses de la base et les lobes médians; leur volume réel varie avec l'approche ou le recul du prisme; les méats urétéraux refoulés en arrière débouchent sur de véritables éminences, ils doivent être recherchés par l'élévation ou l'inclinaison latérale du pavillon, ou par le garnissage complet de la vessie. L'apparition des méats urétéraux est un signe certain d'un bon examen total du bas-fond vésical (Nitze).

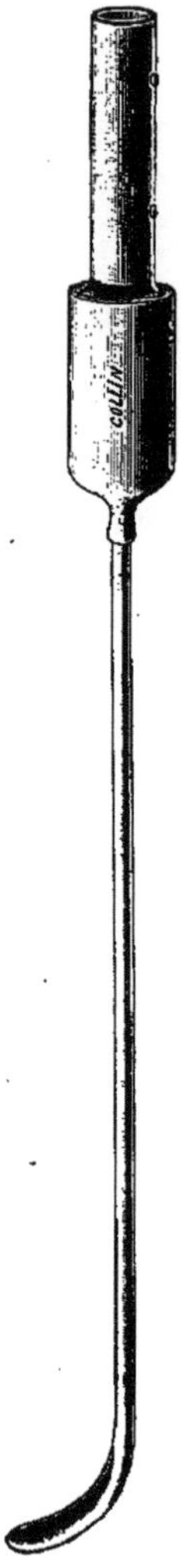

La vessie présente toujours des colonnes formées par les faisceaux musculaires hypertrophiés. Ces colonnes délimitent entre elles des cellules qui, petites, font de véritables trous sombres dans la paroi; qui, grandes, peuvent être cathétérisées et éclairées par le cystoscope. Le bas-fond rétroprostatique renferme parfois un calcul.

La cystoscopie reste, en cas d'hypertrophie, un procédé d'exception (Pillet[1]).

Fig. 19. — Explorateur vésical avec résonnateur de Collin.

Complications. — *Les complications de l'hypertrophie prostatique sont :*

1° Les fausses routes. — Un prostatique en proie aux douleurs vives d'une rétention aiguë réclame un prompt cathétérisme; il est sondé avec une mauvaise sonde métallique (de trousse) ou en gomme, mais à bout droit ou olivaire. En croyant forcer le spasme,

[1] Pillet (de Rouen). *Exploration de l'appareil urinaire.* Maloine, Paris.

on bute sur la paroi inférieure, elle se déchire ou plus haut, dans le canal, la prostate est dilacérée ou perforée. Quelques gouttes de sang puis une urétrorragie apparaissent, la douleur exacerbe le spasme et force est de pratiquer une ponction hypogastrique, alors qu'une sonde béquille, au besoin sur mandrin, aurait, au début, passé facilement.

2° La distension. — Découvrir qu'un prostatique est en distension, et savoir comment il faut le sonder constitue une véritable intervention d'urgence en urologie. Car avec toutes les apparences de la santé ce malade est en imminence de mort.

Un homme de soixante ans consulte pour un malaise vague avec apathie physique et intellectuelle. Sa langue est blanche, empâtée au centre, rouge sur les bords. Cette langue sèche explique la soif vive, le dégoût du pain et de la viande, qui demandent à être mastiqués et insalivés. On pense à une dyspepsie, à un cancer d'estomac. Oublier de déshabiller et de coucher ce malade est une faute impardonnable, car le secret de ces troubles est à l'hypogastre. Le bord cubital de la main y découvre par surprise un globe vésical énorme, distendu jusqu'à l'ombilic. Ce prostatique gardait depuis longtemps des urines résiduelles dans sa vessie, leur quantité s'est accrue avec l'insensibilité vésicale. La vessie, ayant atteint les limites de son élasticité passive, n'évacue son trop plein qu'involontairement et inconsciemment, par regorgement. Incontinence vraie. Le reflux s'étend aux uretères, au bassinet et aux calices, refoulant le parenchyme rénal même. La sécrétion maintenue par la pression sanguine perpétue son effort et chaque goutte distend encore la totalité de l'appareil gorgé d'urines. Exagérée dans sa quantité, elle est diminuée dans sa densité. L'urée, tombée à un taux infime dans l'urine, s'accumule en excès dans le sang. D'où une intoxication profonde et chronique. Vienne donc un cathétérisme septique et, en vingt-quatre ou quarante-huit heures, c'est la mort par septicémie urineuse.

Les deux fautes mortelles sont : d'évacuer complètement et septiquement la vessie.

1° Prendre des précautions aseptiques aussi minutieuses que pour une laparotomie.

2° Deux sondages dans les vingt-quatre heures, deux à trois ensuite (polyurie fréquente), en évacuant chaque fois 4 à 500 grammes avec une petite sonde à débit lent. De l'eau boriquée est réinjectée dès l'apparition d'une légère colique vésicale ou d'urines rosées. L'évacuation doit être faite la seringue à la main, douze à quinze jours sont nécessaires avant la mise à sec.

Si le cathétérisme a été pénible, fixer la sonde à demeure et l'obturer avec un fausset.

3° L'infection. — Elle est locale ou générale :

a. *Locale*, c'est la cystite. Elle s'installe à la faveur du premier cathétérisme malpropre, effectué par le malade. La purulence des urines peut être son seul symptôme, c'est dire qu'elle est souvent latente; elle s'accompagne plus souvent de fréquence, de douleurs des mictions et de réduction de la capacité. Comme il est impossible d'obtenir une désinfection complète d'une vessie de prostatique infectée, cette infection reste un danger pour sa santé et sa vie.

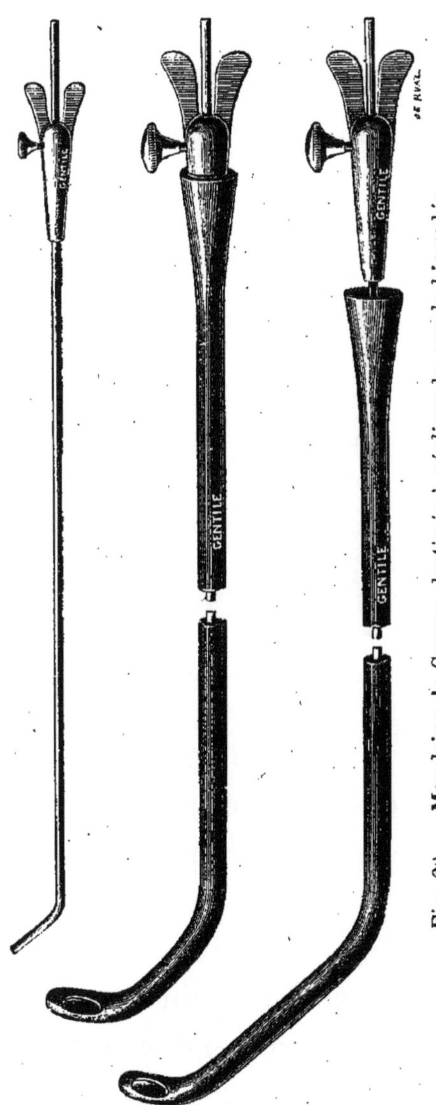

Fig. 20. — Mandrins de Guyon destinés à réaliser la sonde bicoudée.

b. *Générale :* infection urineuse, à la moindre éraillure de la muqueuse. On peut observer tous les types de la fièvre urineuse : type aigu : brusque montée thermique suivie d'une chute égale et accompagnée des trois stades : frisson (claquement de dents, tremblement généralisé), chaleur (facies vultueux, yeux brillants, peau brûlante), sueurs (traversant les draps). Type intermittent : oscillations entre 38° et 39°, prolongées pendant plusieurs jours et d'un pronostic plus sérieux. Type chronique : observé chez les vieux urinaires, atteignant inconsciemment 38° tous les soirs.

Ces réactions fébriles témoignent du passage des microbes et des toxines urinaires dans le sang. Elles s'accompagnent surtout dans les formes lentes d'une atteinte profonde de l'état général. Bouche amère et pâteuse; vomissements, diarrhée, abondante et fétide; dyspnée avec sensation d'oppression, intermittences du pouls

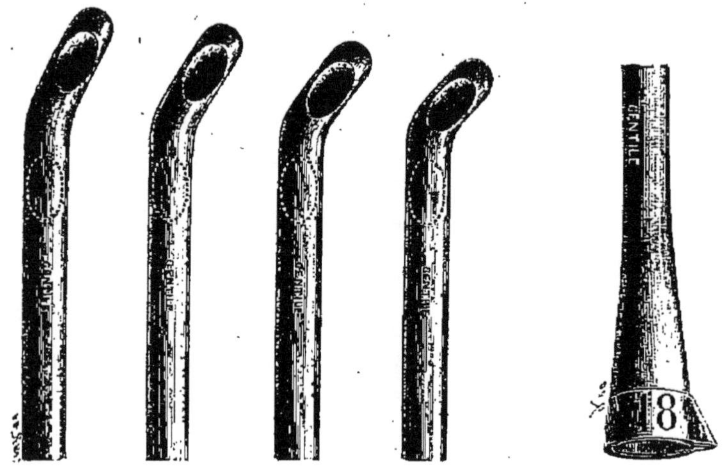

Fig. 21. — Sondes béquilles (extrémités et pavillon).

(prodromes de l'accès), galop (hypertrophie cardiaque et néphrite interstitielle), muguet (moins le pronostic grave de l'enfance), qui peuvent mettre sur la voie du diagnostic rénal[1].

4° **Rétention aiguë.** — Cet accident peut survenir à toute période de la maladie sous une influence congestive, telle que l'écart de régime, coït, accès de goutte. Il faudra recourir à la sonde de Nélaton. Si cette sonde molle ne

[1] Pillet. *Loc. cit.*

passe pas, prendre une sonde béquille ou bicoudée, ou recourir à la manœuvre du mandrin. Si la sonde ne passe pas et si les urines sont propres, on pourra faire une ponction sus-pubienne, sinon la cystostomie s'impose. La ponction sur une vessie à urines troubles peut provoquer une péritonite ou une cellulite périvésicale mortelle; nous en avons publié deux cas.

5° **Hématurie.** — Les hématuries peuvent se renouveler spontanément ou avec chaque cathétérisme. La prostate saigne facilement et beaucoup. Les hématuries prostatiques peuvent s'observer pendant les poussées congestives et peuvent être abondantes. Elles cèdent généralement à la sonde à demeure.

Les hémorragies viennent tantôt de la muqueuse vésicale, tantôt de la prostate. Quand elles succèdent à un sondage trop rapide (hémorragie *ex vacuo*), elles sont dues à la rupture des vaisseaux sous-muqueux de la vessie. Elle est alors généralement peu abondante, teinte simplement l'urine, mais prédispose à l'infection vésicale. L'hémorragie vient généralement de la prostate, soit sous l'influence d'une poussée congestive, soit sous l'influence d'un cathétérisme. Généralement la sonde à demeure et quelques lavages font cesser l'écoulement sanguin et vident la vessie du sang qui y a reflué. Il est rare qu'elle se remplisse de caillots et qu'il soit nécessaire de faire une taille. Quand, chez un prostatique, l'hématurie apparaît à la suite d'une fatigue et disparaît par le repos, on pense à la coïncidence d'un calcul.

6° **Aditus prostato-vésical.** — C'est là une complication anatomique. Il n'est pas rare de le trouver dans les hypertrophies anciennes. Le début de l'urètre prostatique, la portion qui fait suite au col est très dilatée en forme d'entonnoir et crée une seconde vessie pouvant contenir 20, 30, 50 grammes d'urine dans l'intérieur de la prostate. Cette loge est limitée par le lobe médian et les deux lobes latéraux, au niveau même du col. Elle forme un entonnoir dont la cavité, assez spacieuse, permet la rotation libre d'un cathéter métallique. Freyer assure avoir souvent rencontré cette disposition (the prostatic pouch). Quand on sonde les malades porteurs de cet aditus prostato-vésical, l'urine qui y est contenue se vide d'abord et fait croire que la sonde est dans la vessie ; on peut retirer ainsi 40 à 50 grammes d'urine et croire que la vessie est vide, alors que le malade n'éprouve aucun soulagement. Il suffit de palper l'hypogastre pour sentir que la vessie est tendue ; il faut alors pousser la sonde plus avant ou y injecter quelques grammes d'eau à l'aide de la seringue, pour déboucher les yeux du cathéter obstrué et faire couler l'urine.

J'ai à plusieurs reprises rencontré la « prostatic pouch » de Freyer ; chez deux malades elle était bourrée de calculs.

Traitement. — Le traitement de l'hypertrophie prostatique comprend : 1° le cathétérisme régulier ; 2° la sonde à demeure ; 3° la cystostomie ; 4° la prostatectomie périnéale ; 5° la prostatectomie sus-pubienne.

1° Cathétérisme régulier. — On fera usage de la sonde Nélaton ou de la sonde béquille n°s 16 ou 18.

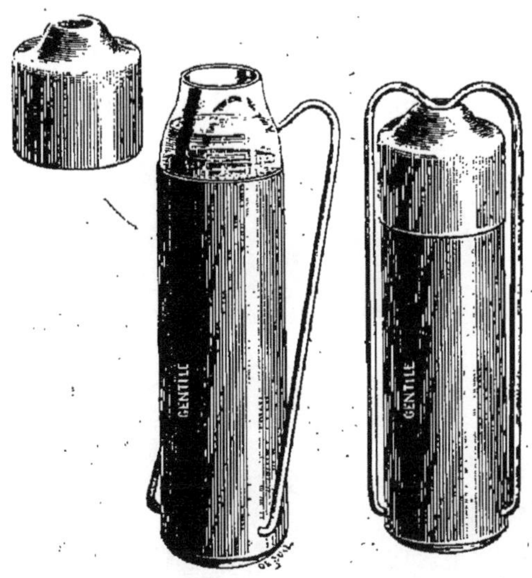

Fig. 22. — Flacon à huile ou vaseline, portatif pour prostatiques pratiquant l'auto-cathétérisme.

La première sera désinfectée par dix minutes d'ébullition, la seconde par un séjour de vingt-quatre heures dans un tube de formol, après savonnage et rinçage.

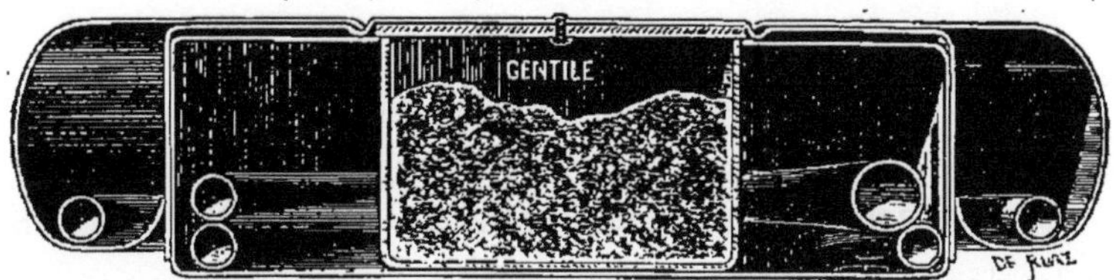

Fig. 23. — Ce modèle comprend une boîte centrale disposée pour contenir les sondes stériles, prêtes pour l'emploi, et une boîte périphérique, extérieure à la première, destinée à recevoir les sondes salies : les deux parties s'ajustent l'une dans l'autre et ne forment qu'un tout.

Cette désinfection doit être répétée après chaque cathétérisme. On enseignera au malade à se laver les mains et à faire la toilette de la verge et du gland, à l'aide d'eau bouillie et de savon. Les sondes seront graissées à l'aide de vaseline stérilisée en tube, ou mieux, à l'aide d'un savon neutre à la glycérine. Tout malade qui après miction présente un résidu de 120 grammes ou davantage

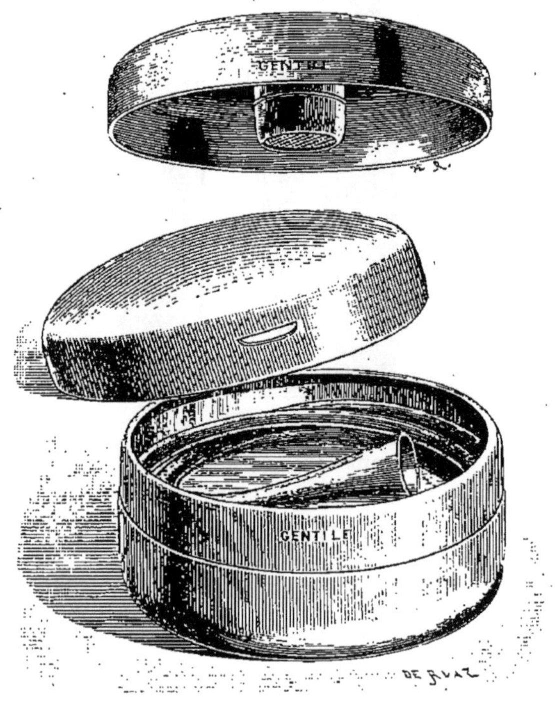

Fig. 24. — Boîte-pochette contenant une ou deux sondes en gomme. Le couvercle est pourvu d'un réservoir plein de trioxyméthylène.

doit être sondé régulièrement; il entre alors dans la période des sondages (catheter-life).

Tant que le résidu ne dépasse pas 120 grammes, le malade devra se sonder une fois par jour et avant de se mettre au lit; cette précaution lui permet de dormir plusieurs heures de suite. Si le résidu atteint 200 grammes, il faut pratiquer le cathétérisme deux fois par jour. Si 300 grammes, trois ou quatre fois par jour.

Quand la miction volontaire devient impossible, le sujet se sondera toutes les quatre, cinq ou six heures ; cela dépendra du moment où apparaissent les besoins. Le prostatique doit se sonder avant le besoin pressant, sinon il en résulterait de la congestion vésicale et de la cystite.

Le patient qui se sondera lui-même plusieurs fois par jour portera un cathéter dans une boîte métallique. J'ai déjà dit que la meilleure sonde était la sonde Nélaton. Souvent elle ne peut franchir l'obstacle prostatique, il faut alors recourir à la sonde béquille n°s 16, 18 ou 20. Le patient se sondera debout et tiendra le bec de la béquille dirigé en haut, de façon à suivre la paroi supérieure du canal. Inutile de rappeler que les premiers jours où le cathétérisme aura lieu, il devra être exécuté par le médecin qui saura observer toutes les règles de lenteur, de douceur et de propreté.

2° Sonde à demeure. — Si un cathétérisme brutal a provoqué une hémorragie ou une poussée de température ; ou si le malade présente des phénomènes de cystite (urines troubles, ammoniacales), on place une sonde à demeure. La sonde la mieux supportée est la sonde Nélaton. Si elle ne peut pénétrer, il faut prendre la sonde béquille. Si les urines sont claires, le n° 16 suffit. S'il y a de l'infection, le drainage est mieux assuré par le n° 20 ou le 22.

La sonde sera ainsi fixée : une lame de gaze roulée autour de la verge sera maintenue par une couture. La sonde sera introduite jusqu'au col, ni plus ni moins loin, pour être bien supportée ; quatre petits cordonnets de coton seront noués autour de la sonde, au ras du méat et fixés par une couture à la gaze qui entoure la verge.

Le pavillon sera garni d'un fosset de verre, ou plongera dans un urinal. Suivant que les urines sont claires ou troubles, il faut exécuter un plus ou moins grand nombre de lavages par jour. Si la vessie est bien tolérante, on lavera à la seringue, sinon on se servira d'un entonnoir. La sonde sera changée toutes les vingt-quatre ou quarante-huit heures. Après une fausse route, elle doit être laissée en place cinq à six heures par jour.

Hygiène du prostatique. — Le régime est à associer à tous les autres traitements. Le prostatique consommera peu ou pas de viande, ni de poisson et usera largement de fruits, céréales, pâtes alimentaires et légumes (sauf tomates et asperges). L'alcool, les épices, le café, le thé, en un mot tous les aliments excitants sont interdits. Proscrire la charcuterie, les conserves de viande et de poisson, le gibier et tous les aliments toxiques. Il évitera le froid et l'humidité et prendra tous les soirs un bain tiède avant de se coucher. Étant donné qu'il se lève pendant la seconde partie de la nuit pour uriner, il prendra, s'il y a tendance à la constipation, quelques heures avant de se lever, un grand verre d'une solution laxative faible :

Sulfate de soude	10 grammes.
Citrate de soude.	7 —
Bicarbonate de soude	5 —
Eau	1 litre.

de façon à obtenir une garde-robe quotidienne. Ne jamais lui donner d'opium, car la fonction rénale est amoindrie. Proscrire la bicyclette et le cheval. Recommander la marche à pied.

3° Résection des canaux déférents. — La résection des déférents n'a aucune valeur comme procédé thérapeutique vis-à-vis de l'hypertrophie de la prostate; néanmoins elle est parfois indiquée, soit chez les sujets soignés par cathétérisme, soit chez les futurs prostatectomisés.

Cette résection prévient en effet l'orchite, complication assez fréquente au cours de tous les traitements. Voici comment nous l'exécutons.

Anesthésie locale à la cocaïne.

Repère. — Palper le pubis au point où le cordon repose sur la surface osseuse, à l'issue du canal inguinal.

Incision cutanée. — Perpendiculaire à la direction du cordon; isolement du cordon en masse à l'aide d'une sonde cannelée qui le charge.

Découverte des déférents. — Le déférent est découvert et libéré sur une longueur de trois ou quatre centimètres; puis il est sectionné et réséqué entre deux ligatures au catgut, le tronçon enlevé est long de deux à trois centimètres.

Suture de la peau. — Celle-ci se fait en deux plans : quelques points au catgut sur le tissu cellulaire sous-cutané et deux agrafes de Michel sur la peau.

Pansement collodionné.

4° Cystostomie sus-pubienne. — Cette opération est indiquée d'une façon exceptionnelle à titre de drainage sus-pubien définitif. A titre d'opération palliative, la création d'un méat sus-pubien est une mauvaise opération ; quand il est continent, la vessie peut s'infecter et se remplir de calculs phosphatiques.

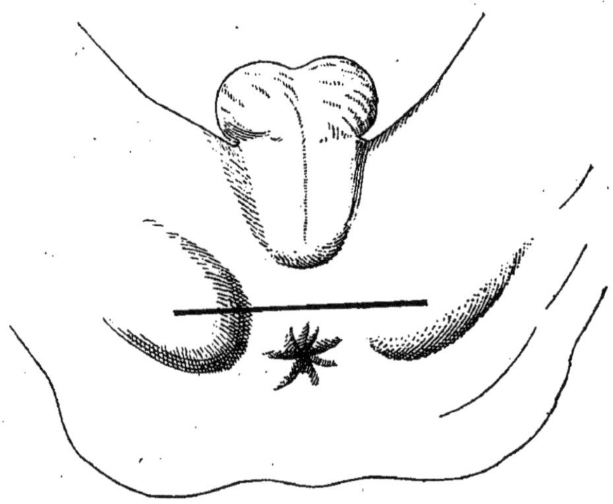

Fig. 25. — Prostatectomie périnéale. — Section de la peau. Le périnée est tendu. Les cuisses écartées. Quatre repères : anus, bulbe, ischions. Incision bi-ischiatique, transversale, rectiligne.

Quand il est incontinent, pas un appareil ne collecte l'urine en totalité.

Elle est souvent indiquée comme temps préliminaire de la prostatectomie hypogastrique. La technique ne diffère pas des premiers temps de l'opération de Freyer, le drainage se fera non pas avec un tube-siphon, mais avec le gros tube de Freyer comme après la prostatectomie.

5° Prostatectomie périnéale (*Technique de Proust-Albarran*). — Nous employons la prostatectomie subtotale, sous-scapulaire, avec l'ouverture systématique de l'urètre et l'hémisection prostatique.

La prostatectomie comprend deux temps principaux :

1° Découverte et dégagement de la face postérieure de la prostate;

2° Extirpation de la glande.

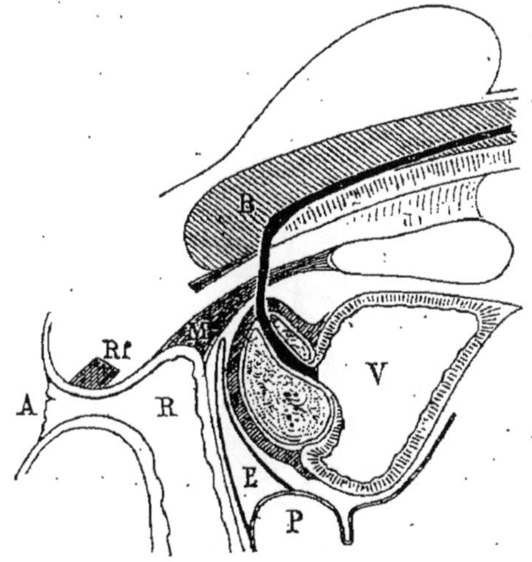

Fig. 26. — Prostatectomie périnéale. — Section des plans périnéaux.

Le raphé Rf est coupé. — Le bulbe B est relevé en avant. — L'anus A abaissé en arrière. — La section va maintenant porter sur le muscle recto-urétral M. — Le doigt pourra alors pénétrer dans l'espace décollable de Proust E et séparer le rectum R, d'après la prostate. Le malade est placé dans la position inversée.

Position de l'opéré[1]. — Le malade est placé dans la position périnéale renversée, c'est-à-dire l'anus regardant le plafond, le sacrum fortement relevé par un plan incliné; les cuisses sont fléchies sur le ventre, franchement horizontales, modérément écartées ; les jambes fléchies, fixées à des montants verticaux; le périnée est ainsi bien horizontal, étalé et tendu.

1. Voir les excellents dessins du livre de Pierre Duval (*Chirurgie de l'appareil génito-urinaire*).

Incision. — Chercher trois repères : *a.* le bulbe qui fait saillie chez les sujets non obèses. Il peut d'ailleurs être perçu par le palper sur la ligne médiane et d'avant en arrière, entre l'anus et la racine des bourses. Le doigt perçoit la saillie allongée des corps spongieux à laquelle une dépression brusque succède ; c'est la limite posté-

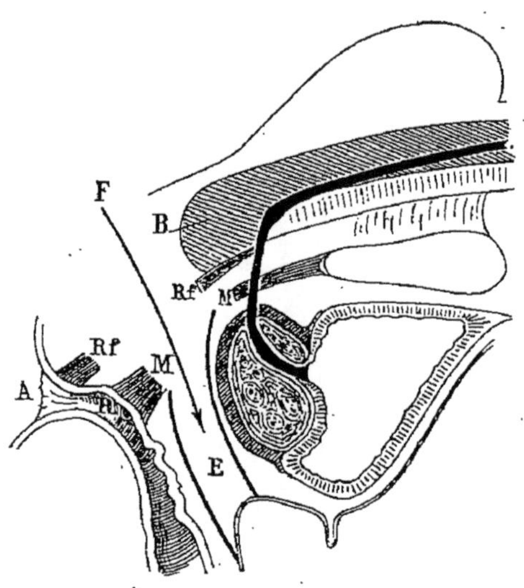

Fig. 27. — Prostatectomie périnéale. — Position inversée de Proust.

B, bulbe récliné en haut et en avant. — A, anus récliné en bas et en arrière après section du raphé médian R*f*. — M, muscle recto-urétral incisé. — F, flèche indiquant la direction des index de l'opérateur dans l'espace décollable E, entre la vessie et le rectum R.

rieure du bulbe. Ce dernier est à trois centimètres de l'anus chez l'adulte ; chez le vieillard il touche presque cet orifice sous le sphincter externe.

b. *Les ischions.* — D'une tubérosité ischiatique à l'autre, à un bon travers de doigt en avant de l'anus, faire une incision transversale et rectiligne.

Section du raphé ano-bulbaire. — Le tissu cellulaire sous-cutané est incisé, la section doit être superficielle et prudente sur la ligne médiane ; sur les côtés, au contraire, elle doit être profonde puisqu'elle correspond au creux ischio-rectal.

L'opérateur découvre, en avant, la saillie du bulbe recouvert du bulbo-caverneux ; en arrière, l'extrémité

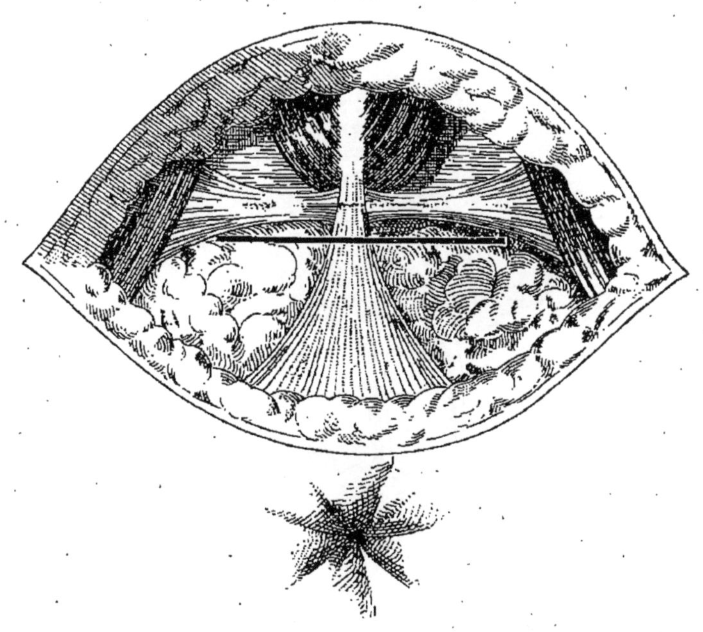

Fig. 28. — Prostatectomie périnéale. — Incision du raphé ano-bulbaire. En avant bulbe et bulbo-caverneux. En arrière, sphincter anal.

antérieure du sphincter externe ; transversalement, entre les deux, les transverses du périnée. Ces quatre muscles forment une petite croix aponévrotique. Cette petite croix fibreuse va être coupée au bistouri immédiatement en arrière de la branche transversale. L'inclinaison à donner au bistouri est importante, il doit être dirigé obliquement vers l'ombilic du malade et non verticalement, car il blesserait le bulbe. Un écarteur refoule le bulbe en avant, une pince attire la lèvre postérieure en arrière. Le raphé ano-bulbaire est incisé transversalement, le bulbe peut être relevé en avant.

SECTION DU NOEUD PÉRINÉAL ET DÉCOUVERTE DES RELEVEURS.

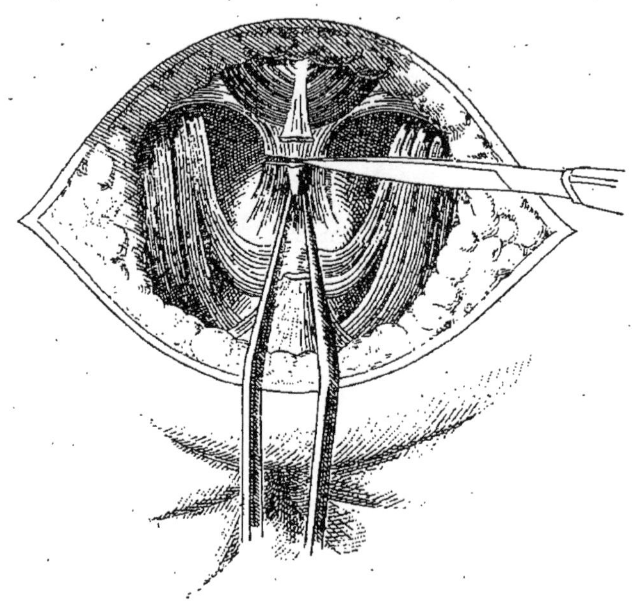

Fig. 29. — Prostatectomie périnéale (d'après Pierre Duval). Incision du muscle recto-urétral. Le raphé ano-bulbaire est déjà sectionné. En avant, le muscle bulbo-caverneux recouvrant le bulbe. En arrière, l'anus et son sphincter ; latéralement, les releveurs ; au milieu, le rectum et la bandelette recto-urétrale que le bistouri coupe obliquement.

— L'œil découvre alors le nœud fibreux qu'il faut sectionner au-dessus et en arrière du bulbe. Le bistouri le coupe transversalement. Sur les côtés, les deux releveurs de l'anus apparaissent avec leur direction antéro-postérieure, tendus par le refoulement de l'anus en arrière.

Dès que le bistouri a coupé le nœud fibreux sur une hauteur de quelques millimètres et toujours dans le sens de l'ombilic, la région bâille, l'œil aperçoit alors dans la profondeur une lame antéro-postérieure, c'est le muscle recto-urétral. Si l'observateur introduit l'index et le médius de la main gauche sur la face antérieure du rectum, en dedans des deux releveurs de l'anus, il reconnaît, entre les deux doigts, le muscle recto-urétral tendu d'avant en arrière. Le bistouri tenu de la main droite et

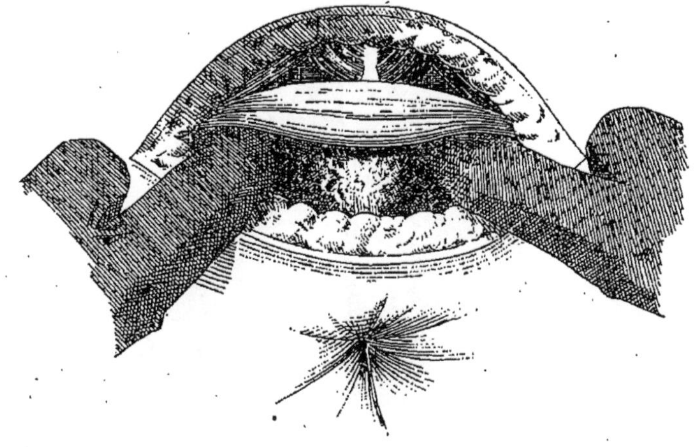

Fig. 30. — Prostatectomie périnéale. — Comment on sépare le rectum de la prostate dans l'espace décollable recto-prostatique.

horizontalement sectionne cette bande fibreuse en avant de l'urètre membraneux. L'urètre se reconnaît au doigt grâce à une sonde-béquille introduite avant l'opération.

Ouverture de l'espace décollable recto-prostatique. — Un espace celluleux s'ouvre et bâille entre le rectum et la prostate. Le doigt ou les ciseaux l'agrandissent. Les deux doigts sont introduits parallèlement entre le rectum et la prostate et écartent ces deux organes largement, ce qui est très facile, étant donné le plan de clivage naturel que constituent les espaces celluleux recto-prostatiques. Il en résulte alors une vaste cavité limitée en arrière par le rectum, d'aspect lisse et rose, en avant par le bulbe récliné par un écarteur de Proust, de chaque côté, les releveurs

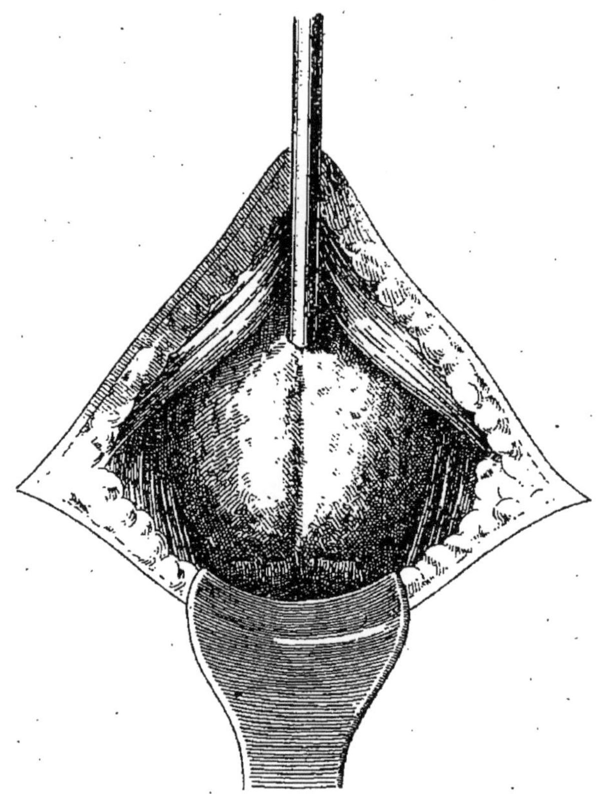

Fig. 31. — Prostatectomie périnéale. — L'urètre est fendu à l'union des portions membraneuse et prostatique. Le désenclaveur de Young est dans la vessie ; les deux mors écartés de l'instrument font saillie au bas-fond vésical. La prostate est amenée dans la plaie entre les deux releveurs.

de l'anus ; sur le rectum, appliquez la valve bicoudée de Legueu, la paroi antérieure est formée profondément par la prostate, d'aspect régulier et lisse ; cette face doit être largement découverte. Cette manœuvre de décollement ne doit pas produire d'hémorragie. Si elle venait à donner du sang, c'est que l'opérateur ne serait pas dans l'espace décollable recto-prostatique ; le décollement se ferait alors trop en arrière, dans la tunique musculaire du rectum, lequel risquerait d'être ouvert.

Ouverture de l'urètre et désenclavement de la glande. — L'index gauche de l'opérateur reconnaît l'urètre membraneux : immédiatement au point exact où cet urètre se continue avec la prostate. Le bistouri fait une incision médiane de quelques millimètres, la sonde urétrale est visible, l'enlever ; un désenclaveur de Young est introduit dans la vessie par la brèche urétrale ; la prostate est ainsi attirée et s'énuclée de la profondeur à moins qu'elle ne soit fixée par de la périprostatite. Dans ce cas, il faut la sculpter sur place. Le bec du désenclaveur fait saillie au-dessus de la prostate à travers de la paroi vésicale, à moins que la tumeur ne soit trop grosse.

Décapsulation de la prostate. — L'urètre prostatique est fendu sur une longueur de 2 à 3 centimètres. De chaque côté de l'incision, on amorce à quelques millimètres de la ligne médiane, la capsule prostatique. Dès que cette section est faite, la décortication est menée avec des ciseaux fermés. Ce décollement doit être très soigné sur les côtés et poursuivi en avant presque sur la ligne médiane. L'opérateur est souvent forcé de fixer la loge prostatique à l'aide d'une pince à traction. En cas de prostate très volumineuse, il est souvent difficile de poursuivre cette décortication sans morceller la tumeur.

Extirpation de la prostate. — L'ablation d'un lobe prostatique est commencé de dedans en dehors et terminé de dehors en dedans.

L'urètre est disséqué sur toute sa hauteur, soit à l'aide des ciseaux, le lobe étant fixé par une pince à traction,

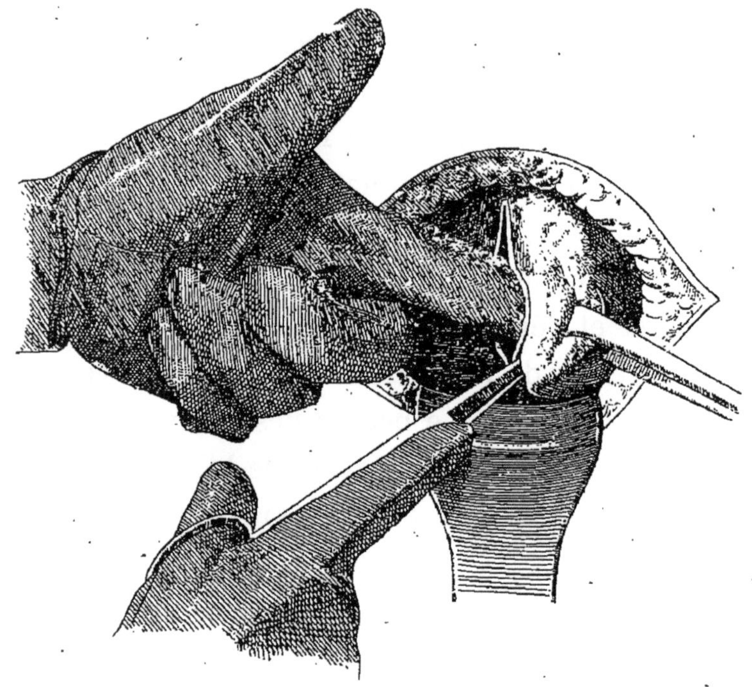

Fig. 32. — Prostatectomie périnéale (d'après Hartmann). — Prostate découverte, décapsulée. L'urètre prostatique est ici fendu sur une grande longueur. Excision du lobe droit avec des ciseaux.

soit au bistouri tenu d'une main, tandis que l'index de l'autre main est introduit dans l'urètre prostatique et protège ce canal. Le dégagement du lobe prostatique est poussé très loin en avant de l'urètre. Sa face supérieure se dégagera avec facilité de la vessie. La prostate restera finalement pendue à cette dernière par le pédicule déférent et la vésicule, lesquels sont liés et sectionnés. Quand la prostate est trop volumineuse, il faut morceller le premier lobe pour donner du jour. Commencer toujours par le lobe le plus petit.

Recherche du lobe moyen. — Introduire un doigt dans la cavité vésicale par la fente urétrale, au besoin

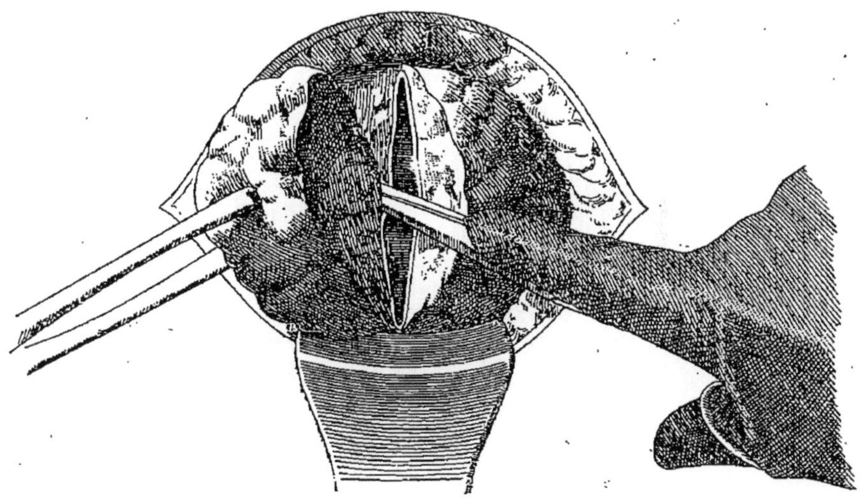

Fig. 33. — Prostatectomie périnéale (d'après Hartmann). — Excision du lobe gauche. L'urètre prostatique est fendu ; l'index gauche dans le canal empêche les ciseaux d'entamer sa paroi.

agrandir cette fente ; amener dans la place le lobe médian, inciser sur lui la muqueuse vésicale et l'énucléer.

Suture urétrale et drainage. — Une grosse sonde Malécot est introduite dans la vessie et sort par la fente urétrale. Cette fente urétrale est rétrécie par un ou deux points au fil de lin. Deux drains sont placés dans la loge prostatique. Un point cutané à chaque extrémité de la plaie périnéale.

Accidents consécutifs a la prostatectomie périnéale

Incidents post-opératoires. — J'ai observé le cas de *cellu-*

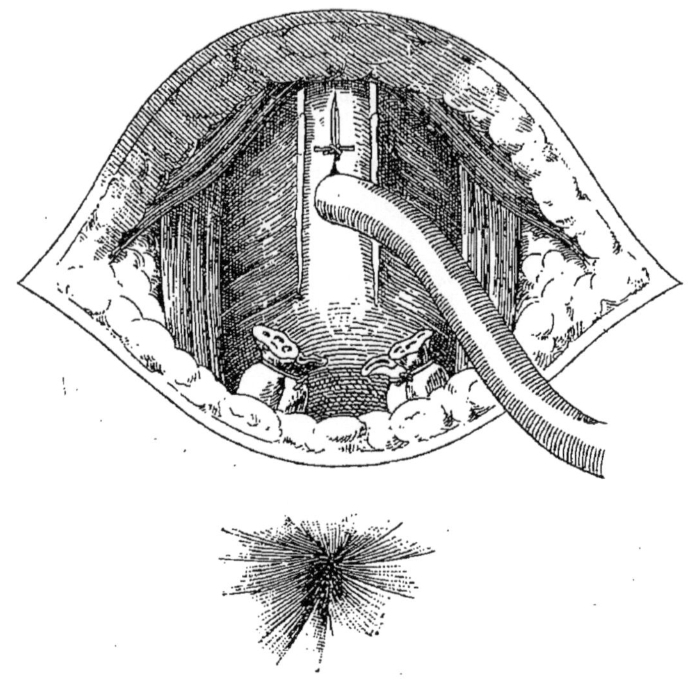

Fig. 34. — Prostatectomie périnéale. — Drainage vésical. L'urètre est fermé par un point. Une sonde Malécot n° 25 est placée dans la vessie et sort par le périnée. En bas, bas-fond vésical et moignons vésiculo-différentiels. Latéralement les 2 releveurs de l'anus.

lite pelvienne, trois malades sont morts. La température a monté le soir même de l'opération et a varié de 32° à 40°, pendant une semaine environ ; la langue est restée sèche, l'état général mauvais. Les trois malades se sont éteints au cours de la première quinzaine.

Hémorragie. — Trois fois il a fallu tamponner et retamponner les opérés après l'intervention. La guérison a été retardée chez l'un d'eux.

Orchite. — C'est une complication relativement assez fréquente ; elle apparaît du quinzième au vingtième jour. Chez un malade, le testicule a suppuré et j'ai dû faire une castration unilatérale. Cette orchite retarde toujours la convalescence, déprime le sujet par les douleurs et la

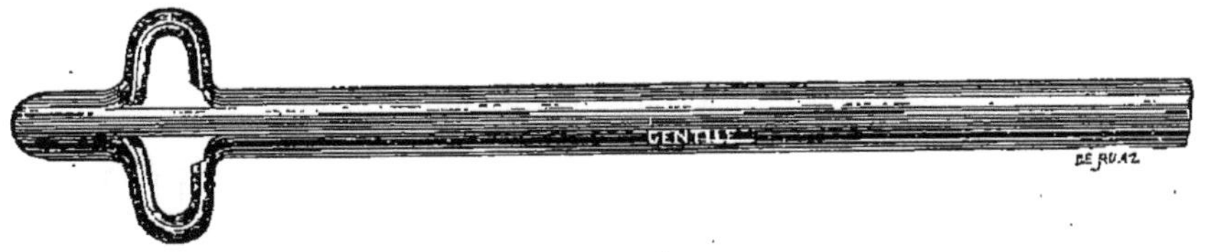

Fig. 35. — Sonde Malécot pour le drainage périnéal après prostatectomie basse ou pour le drainage sus-pubien quelques jours après la suppression du tube de Freyer.

température qu'elle provoque ; elle est évitée par la résection des canaux déférents.

Déviation du canal. — Chez la plupart des opérés, le béniqué 50 passe sans arrêt et sans difficulté. Chez quelques sujets toutefois, il faut tâtonner quelques instants pour passer de l'urètre membraneux dans l'urètre prostatique, cet accident se voit surtout chez les sujets opérés pour prostatite chronique.

Fistule recto-urétrale. — C'est une complication grave qui survient soit au moment même de l'intervention par déchirure du rectum, soit au cours de la première semaine, quand l'opérateur a trop aminci la paroi rectale au cours du décollement recto-prostatique. Cet accident ne se produit pas quand la section du périnée s'est faite suivant le plan de clivage recto-prostatique.

La lésion du rectum est difficile à éviter dans les cas de périprostatite, alors que la capsule adhère d'une part à la glande, d'autre part au rectum. L'espace décollable

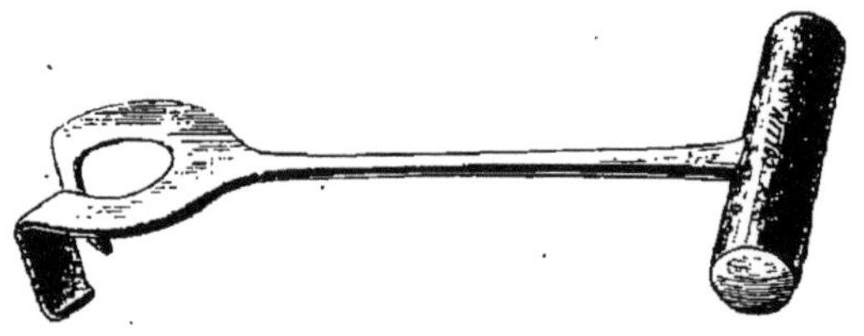

Fig. 36. — Écarteur bulbaire du Dr Proust.

de Proust est alors anatomiquement supprimé. Si la lésion du rectum survient au cours de l'intervention, il faut la suturer. Cette suture lâche souvent. Je répète que c'est

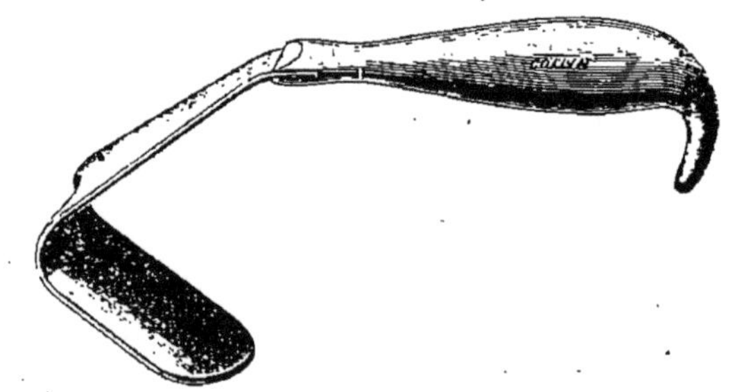

Fig. 37. — Valve recto-coccygienne du Dr Proust.

une complication grave, qui entraîne toujours l'infection de la plaie. Si le malade ne succombe pas, il conserve une infirmité pénible qui l'oblige à uriner en partie par le rectum.

En présence d'une fistule recto-urétrale, il faut pratiquer le dédoublement recto-urétral, trois mois après l'intervention et suturer séparément l'urètre et le rectum. Le succès n'est pas certain.

Fistule périnéale. — Les sujets opérés pour hypertrophie adénomateuse ne présentent pas de fistule ; celle-ci est au contraire très fréquente à la suite des prostatites chroniques fibreuses. Il faut alors réopérer le malade. L'intervention consiste à faire le dédoublement recto-urétral jusqu'au col de la vessie, et à suturer l'urètre. La réunion secondaire assure ordinairement la fermeture de l'orifice.

Soins consécutifs a la prostatectomie périnéale. — Nous avons placé une grosse sonde Malécot dans la vessie et deux drains dans la loge prostatique. Les drains sont supprimés au bout de quarante-huit heures. La sonde périnéo-vésicale est retirée au dixième jour. Le malade urine alors par le périnée, pendant une dizaine de jours. Vingt jours après l'opération, nous plaçons une sonde à demeure, ou nous nous contentons de dilater le canal au béniqué. Les opérés urinent complètement par la verge vingt à quarante jours après l'opération.

6° Technique de la prostatectomie sus-pubienne (opération de Freyer). — Nous rappellerons que la prostate se compose de deux lobes symétriques qui, distincts chez certains animaux, finissent par s'accoler chez l'homme.

Chacun de ces deux corps glandulaires est enveloppé d'une capsule fibro-musculaire propre puis réuni à son congénère par une mince commissure antérieure et postérieure.

Ces capsules propres ne peuvent être séparées de la

glande par dissection. Entre les deux lobes passe l'urètre avec sa lame musculaire longitudinale et circulaire, laquelle n'est que la continuation de celle de la vessie. Par le même chemin, pénètrent les canaux éjaculateurs qui cheminent côte à côte à la partie postérieure de l'organe.

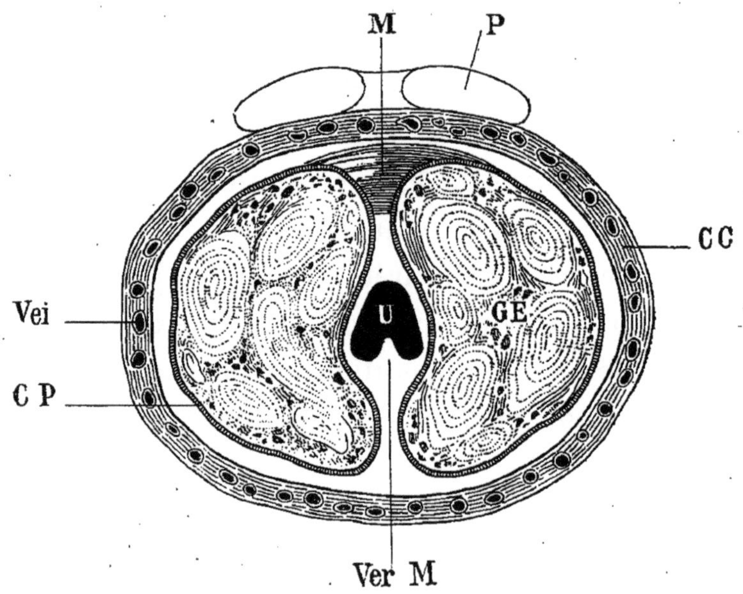

Fig. 38. — Schéma d'une hypertrophie commune (d'après Freyer).

P, pubis. — CC, capsule commune. — CP, capsule propre. — CE, un des 2 lobes hypertrophiés. — Ver. M, veru montanum faisant saillie dans l'urètre U. — M, commissure antérieure. — Vei, plexus veineux péri-prostatique. — C'est dans la zone blanche entre la capsule commune et la capsule propre que le doigt va cheminer pour décortiquer la masse formée par les deux lobes, l'urètre et la commissure.

Ils pénètrent côte à côte entre les deux lobes enveloppés de leur capsule propre et sur la ligne médiane.

Les deux lobes prostatiques avec leur commissure antérieure et postérieure sont enveloppés d'une capsule commune formée par l'aponévrose moyenne du périnée en bas, l'aponévrose prostato-périnéale en arrière et l'aponévrose latérale de la prostate sur les côtés. Il en résulte une capsule fibreuse sillonnée surtout en avant et sur les côtés par des plexus veineux.

On pourrait comparer la prostate chirurgicale au fruit du marronnier contenant deux marrons (graines). La peau brune de chaque marron épisperme correspondrait

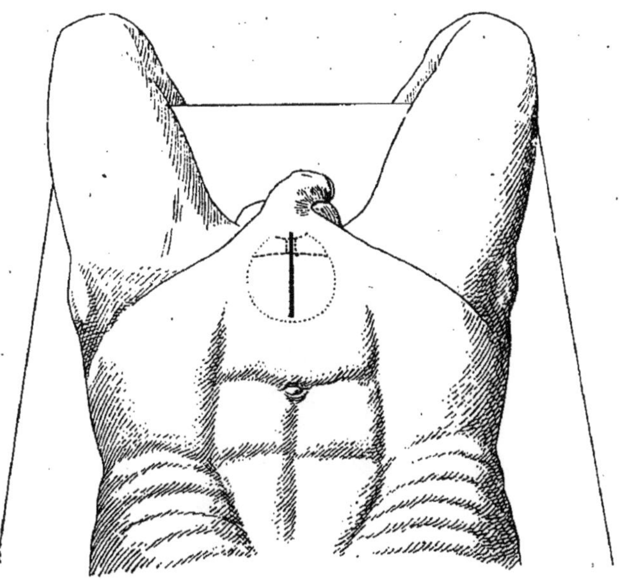

Fig. 39. — Prostatectomie sus-pubienne. — Incision cutanée. En pointillé : pubis et vessie remplie d'air. La section de la peau est ici supposée faite chez un sujet obèse : chez un malade d'embonpoint normal, elle remonte moins haut, et commence moins bas, au niveau du pubis.

à la capsule propre, et le péricarpe ou coque verte à la capsule commune. L'opération de la prostatectomie consiste à énucléer les deux marrons avec leur épisperme, en laissant le péricarpe vert, c'est-à-dire l'enveloppe fibreuse.

Cette enveloppe fibreuse commune forme une véritable cloison étanche contre l'infection urinaire et l'infiltration. C'est elle qui préviendra la cellulite pelvienne.

C'est à cette particularité anatomique que la prostatectomie par énucléation doit sa bénignité. Cette opération nous rappelle la thyroïdectomie par énucléation (de Socin), ou la myomectomie pour corps fibreux utérins.

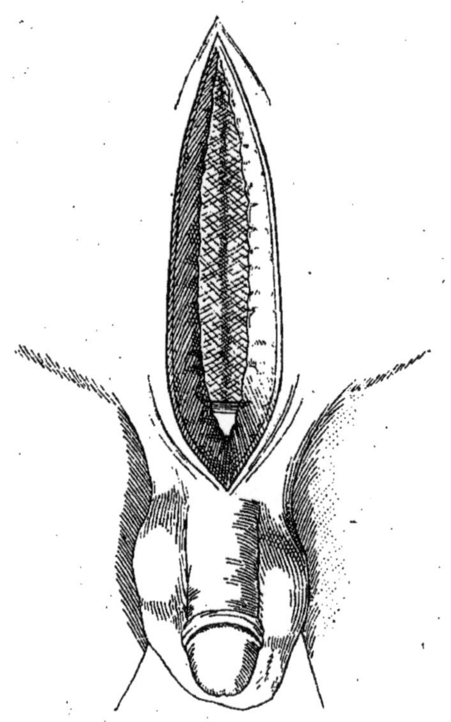

Fig. 40. — Prostatectomie transvésicale. — Incision de la peau; ici trois fois trop longue. Cette incision descend très bas et montre le pubis (inutile). Elle remonte trop haut. L'aponévrose va être sectionnée.

J'ai déjà dit que les lobes prostatiques et leur capsule propre adhéraient à la capsule commune, et devenaient non énucléables en cas de périprostatite. Quand, dans des cas semblables, on pratique l'énucléation sus-pubienne, il faut enlever d'un bloc prostate, urètre, vésicule et capsule commune, mais il ne faut pas se dissimuler que le malade court alors des risques d'infiltration urinaire septique suivant les cloisons cellulaires du petit bassin.

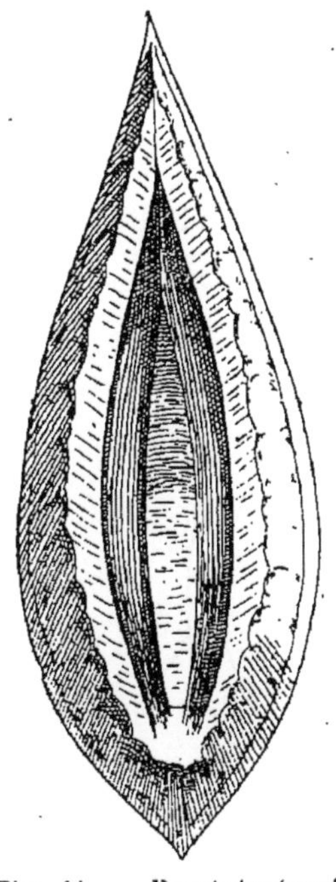

Fig. 41. — Prostatectomie sus-pubienne. L'aponévrose est coupée. Les grands droits sont écartés, sans décollement profond. Le tissu cellulaire prévésical est visible.

Indépendamment des lobes principaux, il existe des lobules accessoires qui émergent de la surface des lobes principaux comme les polypes sous-péritonéaux des corps utérins.

Plus les lobes grossissent, plus leur capsule propre se différencie de la capsule commune et plus facile est l'énucléation. Sous l'influence de cette hypertrophie, l'urètre même se libère et se détache d'avec les lobes surtout en avant du verumontanum.

Cette disposition facilite la séparation de la masse énucléable d'avec le canal. Pendant la première phase de la maladie, le processus adénomateux hypertrophique est entièrement extra-vésical, mais bientôt la masse en voie d'accroissement rencontre l'aponévrose moyenne qui empêche le développement vers le périnée. A partir de ce moment, le développement se continuera vers la cavité vésicale où il n'y a pas de résistance

En se développant de ce côté, la prostate va distendre,

amincir et réduire à néant la capsule commune et le muscle vésical. La masse adénomateuse ne sera donc plus recouverte, du côté de la vessie, que par la muqueuse, l'opérateur n'aura donc pas besoin d'un instrument tranchant pour arriver sur la masse décorticable ;

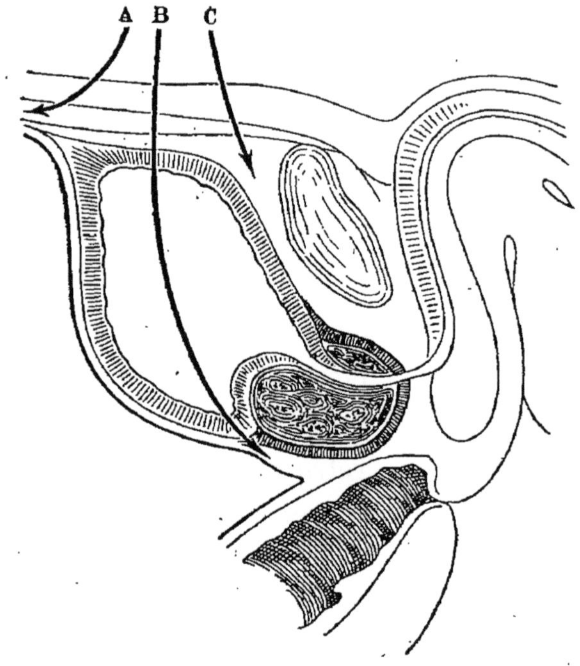

Fig. 42. — Prostatectomie transvésicale. — Les voies dangereuses à éviter.

A, décollement sous-péritonéal. — B, voie extra-capsulaire. — C, voie rétro-pubienne. — A et C doivent être évités au début de l'opération pendant la découverte de la vessie. — B mène en arrière de la capsule commune. Ces irruptions hors de la zone permise exposent aux accidents, hémorragie, infection, cellulite pelvienne par infiltration d'urine.

le bout de l'index suffira pour ulcérer la mince tunique; il tombera ensuite sur l'adénome et trouvera le plan de clivage. Si la capsule commune persistait, il suffirait d'inciser avec un ongle métallique.

Sur les très grosses prostates extirpées, il est facile de retrouver la portion de la glande dégénérée qui était encore entourée de la capsule commune et celle qui n'était recouverte que par la muqueuse vésicale. En effet, sur elles, on constate un sillon d'étranglement cir-

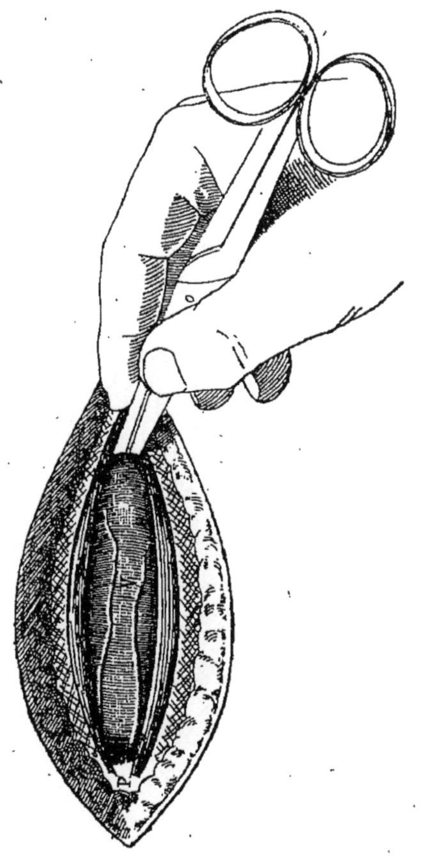

Fig. 43. — Découverte de la vessie. Ici visible (V) par une incision trop grande. En réalité le globe tendu est reconnu par le doigt. Les ciseaux fermés refoulent le péritoine par en haut.

culaire correspondant à la solution de continuité de la capsule.

Technique opératoire. — Laver d'abord la vessie avec

une sonde béquille 20 ou 22 et une solution faible d'eau oxygénée. Insuffler 2 ou 3 seringues d'air pour distendre la vessie qui fait saillie à l'hypogastre. Nouer la verge avec une lanière de gaze, pour empêcher la sortie de l'air.

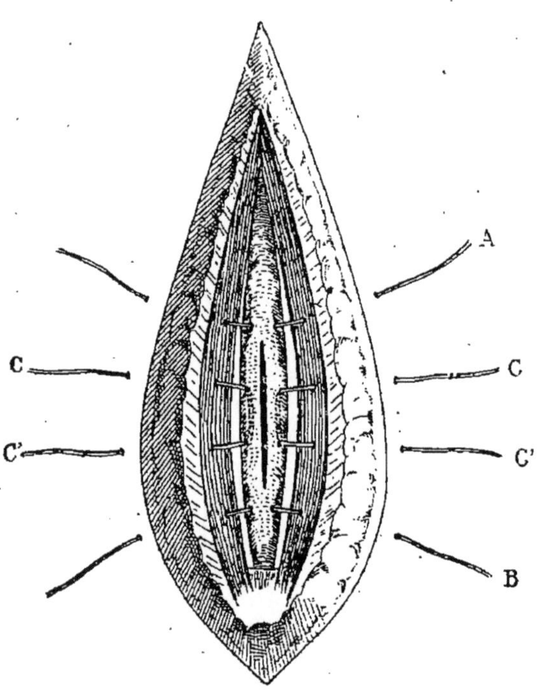

Fig. 44. — Fixation de la vessie, destinée à défendre le tissu cellulaire périvésical contre le contact de l'urine. Temps inutile si l'orifice vésical est petit, le drain très gros, et le décollement antérieur de la vessie, nul.

Les points C, C', ont été placés au début de l'opération. Les points A et B ont été placés à la fin de l'intervention.

Incision. — Elle commencera sur le pubis et remontera à 6 ou 7 centimètres plus haut sur la ligne médiane. Plus le patient sera gras, plus l'incision sera grande.

Découverte de la vessie. — Sectionner la ligne blanche aponévrotique au bistouri ; puis, avec des ciseaux fermés, séparer les deux muscles droits, refouler la graisse prévésicale et le péritoine en haut. La vessie apparaît au fond de la plaie ; elle est reconnaissable à son aspect gris rose et à ses deux veines verticales. Pour décoller

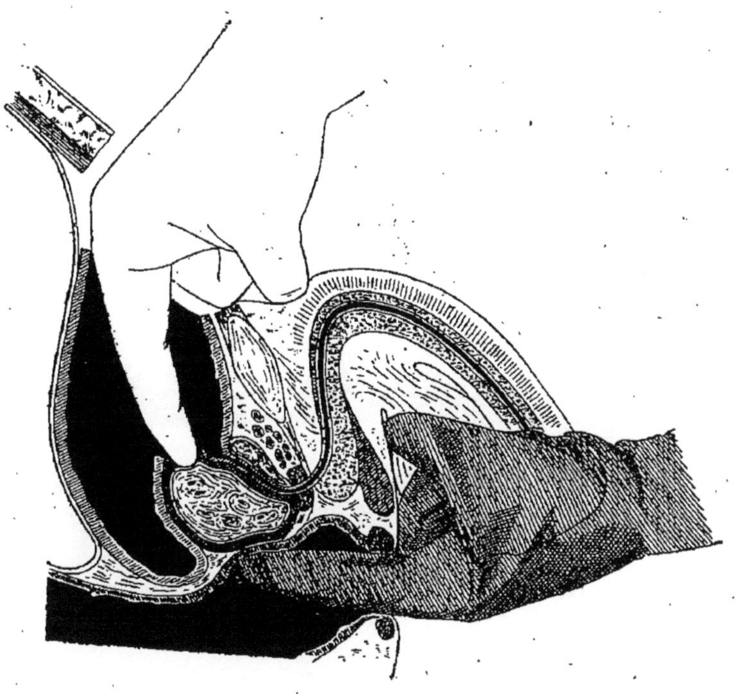

Fig. 45. — Prostatectomie sus-pubienne. — Décortication de l'adénome prostatique. L'index droit, après section de la capsule commune et de la muqueuse, glisse dans le plan de clivage entre le lobe prostatique et la capsule commune. L'index gauche dans le rectum cale la prostate. En général, la capsule commune n'existe pas du côté de la vessie. Le doigt déchire simplement la muqueuse.

la vessie, l'opérateur doit être très sobre de mouvements, ne jamais séparer cet organe d'avec le pubis, limiter sa dénudation au fond même de la plaie cutanéo-musculaire. Tout décollement périvésical ouvre la porte à l'infiltration et à l'infection.

Fixation de la vessie. — Dans la vessie non encore

ouverte, de chaque côté de la ligne médiane, juste au milieu de la plaie, passer deux points en U, au crin de Florence. Chaque fil traversera la vessie, l'aponévrose et la peau. Chaque point sera noué. La vessie est incisée sur la ligne médiane au bistouri et sur une longueur de 2 à 3 centimètres. La main droite est dégantée ; l'index pénètre dans la vessie et explore sa cavité. S'il y a des calculs, les extraire à l'aide d'une tenette, puis laver la cavité vésicale à l'eau oxygénée. L'index se rend compte

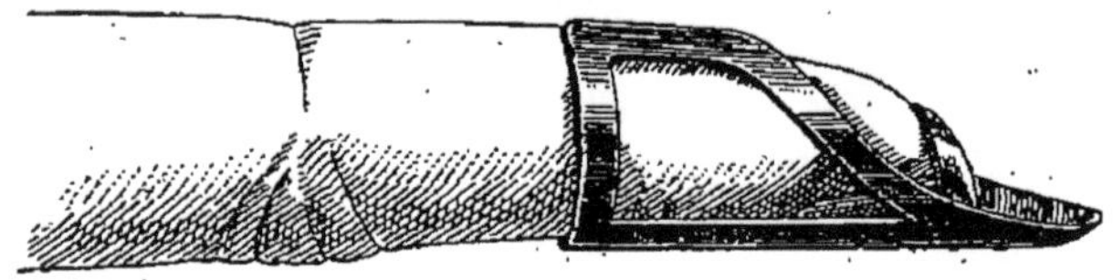

Fig. 46. — Prostatectomie sus-pubienne. — L'index droit est armé d'un ongle métallique pour l'incision de la muqueuse vésicale.

de la forme de la vessie et du volume de la saillie prostatique.

Énucléation prostatique. — L'index de la main gauche gantée est introduit dans le rectum ; ce doigt cale la prostate de bas en haut. L'index droit attaque la prostate par la cavité vésicale sur le point le plus saillant et tout près de l'orifice urétral. Généralement la pression seule de l'index suffit pour éroder la muqueuse. Si la tunique résiste, l'opérateur peut s'armer d'un ongle métallique. Cette résistance tient à ce que la capsule fibreuse peut, dans certains cas, persister même du côté de la cavité vésicale. Au lieu d'avoir une simple muqueuse friable à excorier, le chirurgien doit fendre la gaine fibreuse commune avec un instrument tranchant. Dès que la muqueuse est incisée ou érodée, l'index arrive au contact de la masse adénomateuse ; elle suit sa surface, trouve un plan de clivage et commence l'énucléation. Cette énucléation est amorcée en arrière, continuée sur les côtés et terminée en avant.

Cette décortication doit commencer par faire le tour de la moitié supérieure de la masse à enlever, puis elle attaque la moitié inférieure, plus difficilement accessible, si la tumeur est volumineuse.

Quand l'index droit aidé de l'index gauche placé dans le rectum a fait le tour de la masse prostatique, celle-ci devient mobile et n'est plus retenue que par l'urètre, ainsi qu'une pomme retenue à l'arbre par sa queue. Un dernier coup de doigt arrache l'urètre prostatique ; la masse tombe librement dans la cavité vésicale. Généralement, la masse adénomateuse vient toute d'une pièce ; parfois une ou les deux commissures prostatiques se déchirent, l'organe arrive ainsi, ouvert, dédoublé, en forme de corps thyroïde avec ses deux lobes réunis par un isthme représenté par l'urètre prostatique ouvert. Si l'énucléation est bien exécutée, la cavité laissée par l'extirpation prostatique est lisse, régulière sans débris ; si, au contraire, un index inexpérimenté ou brutal a tâtonné ou travaillé sans méthode pendant la décortication, la loge prostatique est tomenteuse, irrégulière. Les énucléations bien faites amènent des guérisons rapides, les urines restent claires. Les extirpations qui laissent après elles une cavité tapissée de débris fibreux sont suivies d'une réparation lente et moins parfaite ; les urines sont troubles, la température atteint 38°, l'état général laisse à désirer pendant quelques jours.

Nous avons vu que le canal était arraché. Cette rup-

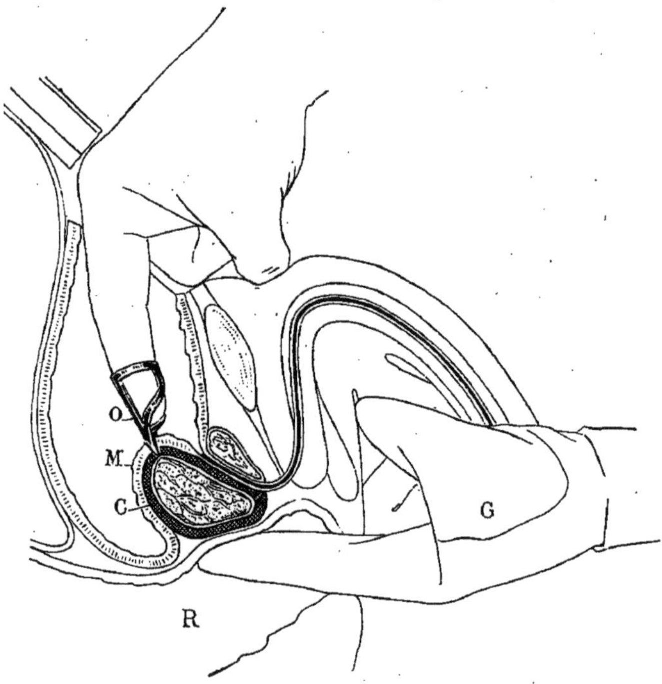

Fig. 47. — Prostatectomie transvésicale.

Incision de la capsule commune C, et de la muqueuse M, vésicale, à l'aide d'un ongle métallique O. Dès que la capsule commune va être fendue, le doigt devra être désarmé. L'index nu décortiquera l'adénome prostatique. L'index de la main gauche ganté G est dans le rectum R.

ture porte au milieu de l'urètre prostatique, en arrière du veru montanum. Il n'y a donc qu'un segment fort court du canal qui soit supprimé. Comme l'urètre prostatique est toujours très allongé en cas de l'hypertrophie, il en reste un segment encore très long ; la continuité de l'urètre et de la vessie se rétablit constamment, rapidement et sans rétrécissement.

Souvent, ce dernier temps de l'énucléation est laborieux, il comporte la séparation de la base prostatique d'avec l'aponévrose moyenne du périnée, avec laquelle

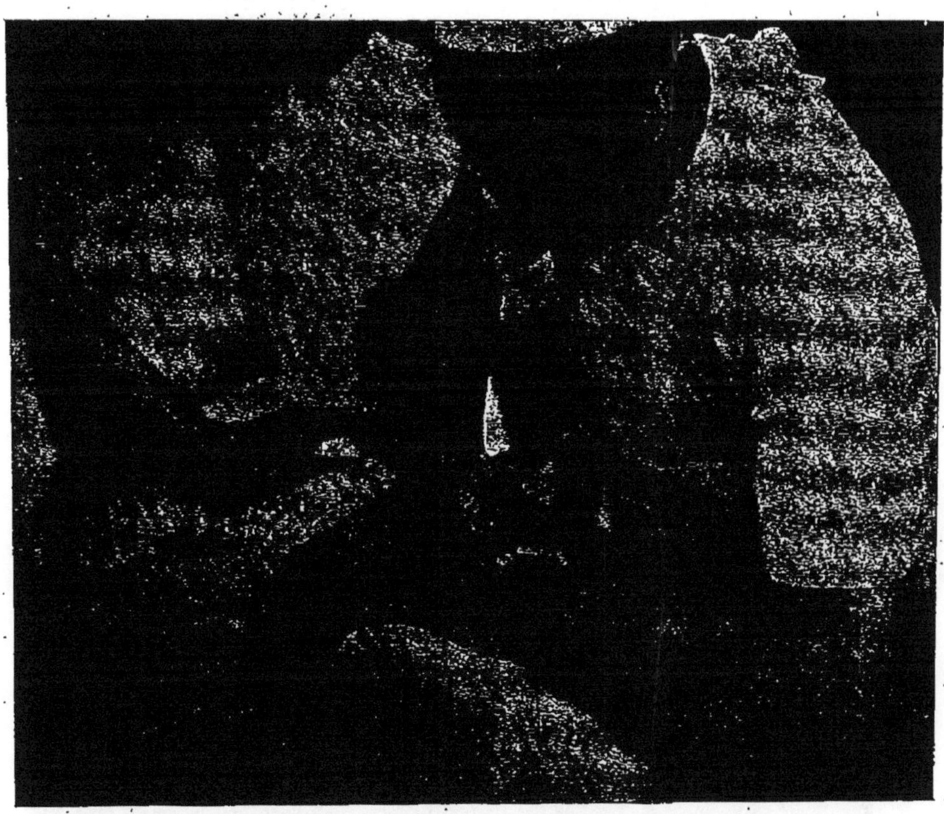

Fig. 48. — Prostatectomie transvésicale. — Décortication. L'index droit dans la vessie déchire par pression, ou sectionne avec un ongle métallique, la muqueuse vésicale sur la saillie prostatique. Le doigt décortique ensuite la masse adénomateuse, tandis que l'index gauche, dans le rectum, cale la prostate et la refoule de bas en haut, et d'arrière en avant. Chez ce malade dont la vessie était infectée, une sonde a été mise dans l'urètre. L'irrigation est continue pendant toute l'opération.

elle peut adhérer fortement. Cette difficulté est accrue par l'obésité, le volume de la prostate et l'anesthésie imparfaite du malade. Si le malade est rachi-stovaïné, la décortication est facile; mais, s'il est endormi à l'éther ou au chloroforme, il contracte souvent ses muscles abdominaux pendant la manœuvre et arrête la descente de l'index jusqu'à l'aponévrose moyenne périnéale. C'est

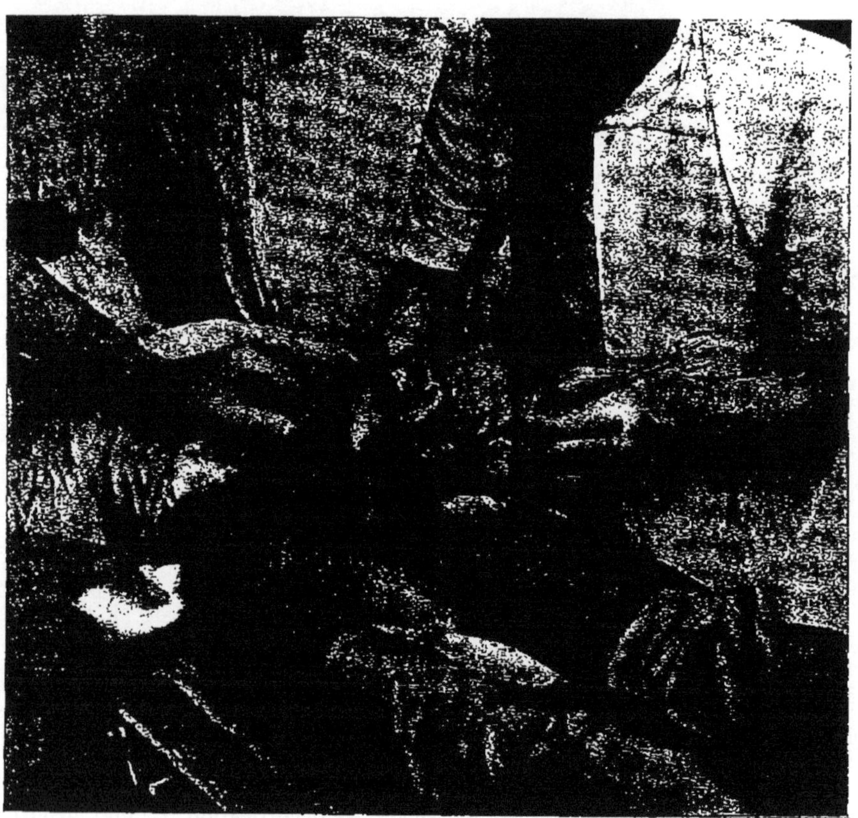

Fig. 49. — Prostatectomie transvésicale. — La prostate dédoublée pour l'énucléation est saisie par un lobe à l'aide d'une pince de Museux. L'index de la main droite *accouche* les 2 lobes par l'étroite incision vésicale. Ces 2 lobes tiennent l'un à l'autre par une commissure et l'urètre prostatique ouvert (voy. fig. 11).

de ce dernier temps de la décortication que dépend la durée de l'opération. C'est ce qui explique que certaines prostates sont enlevées en deux ou trois minutes, sans efforts et sans fatigue tandis que d'autres prostatectomies réclament dix à quinze minutes d'effort soutenu.

Dès que la prostate est énucléée, séparée de sa loge, libre dans la cavité vésicale, l'opérateur l'extrait avec

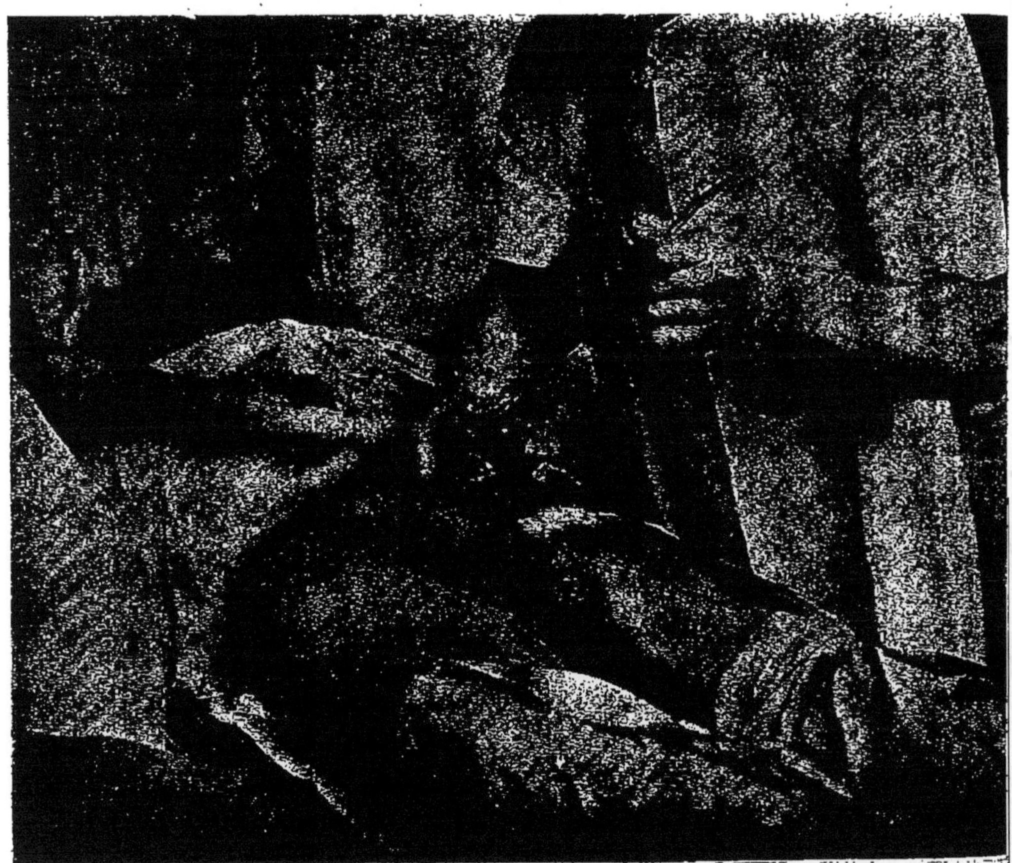

Fig. 50. — Prostatectomie transvésicale. — La prostate énucléée, dédoublée, libérée, est amenée entière hors de la plaie.

une pince de Museux. Dès que cette extraction est faite, réintroduire l'index pour vérifier s'il n'existe pas un lobule accessoire oublié.

Que deviennent les canaux éjaculateurs après l'opération? Leur sort est variable. Quand les deux lobes sont énucléés séparément, ils restent adhérents à l'urètre. Quand la masse vient d'un bloc, ils sont généralement encore respectés, car la portion de l'urètre arraché est

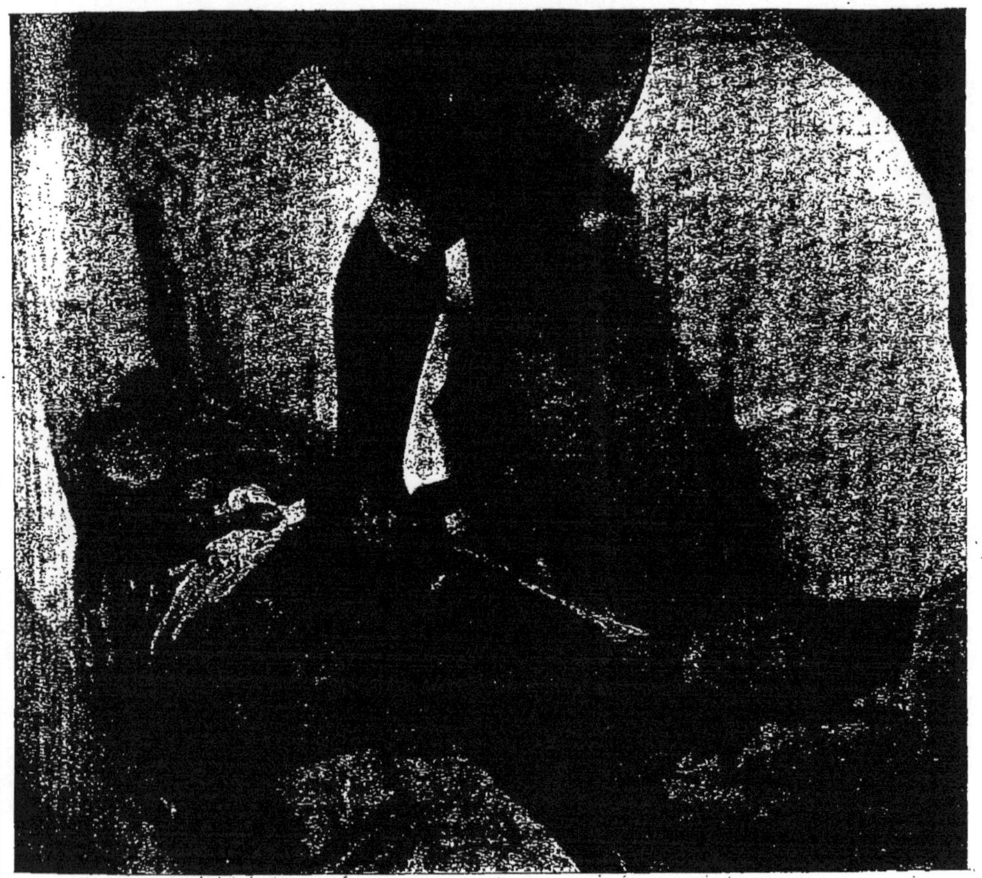

Fig. 51. — Prostatectomie transvésicale. — Comment, après l'énucléation, l'opérateur assure l'hémostase. Les deux index, l'un dans la vessie, l'autre dans le rectum, se rencontrent et compriment les parois de la loge prostatique pendant 3 à 5 minutes.

celle qui avoisine le col vésical en arrière du veru montanum. Il est exceptionnel qu'ils soient lésés par l'opération de Freyer.

MASSAGE DE LA LOGE PROSTATIQUE. — Les deux complications post-opératoires à craindre sont l'infection et l'hémorragie. L'infection cellulaire du bassin est rendue impossible par suite du mode d'énucléation intracapsulaire, mais l'infection générale reste possible, par la voie des veines si nombreuses qui entourent la prostate. Ces minces veines aux cavités béantes peuvent être le point de départ d'une hémorragie post-opératoire.

J'ai dit qu'on pouvait comparer la prostate à un utérus gravide ; le fœtus est représenté par la masse adé-

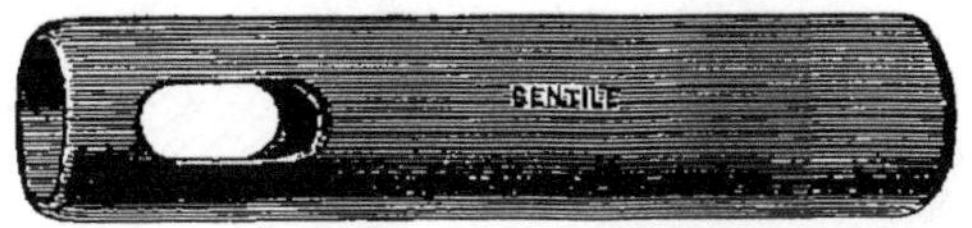

Fig. 52. — Tube de Freyer.

nomateuse, et la paroi utérine par la loge prostatique formée comme elle d'une lame musculaire et de vaisseaux. Après l'accouchement, l'hémorragie et l'infection sont évitées par la rétraction de la paroi musculaire utérine qui ferme tous les sinus vasculaires ; après la prostatectomie par énucléation, il faut obtenir cette même rétraction de la loge prostatique. Le but est rempli par le massage intravésico-rectal. Pour opérer ce massage, il faut s'aider des deux mains comme pendant l'énucléation. L'index gauche ganté a conservé sa place dans le rectum, l'index droit est réintroduit dans la cavité vésicale. Ces deux doigts, qui se perçoivent l'un l'autre, compriment, pétrissent, massent pendant trois à cinq minutes la paroi vésicale et les bords de la déchirure muqueuse ; peu à peu, les bords de la loge se rétractent, l'écoulement sanguin s'arrête, la pulpe de l'index droit pénètre à frottement dans la cavité prostatique revenue sur elle-même.

Quand l'écoulement sanguin paraît arrêté, l'index retire

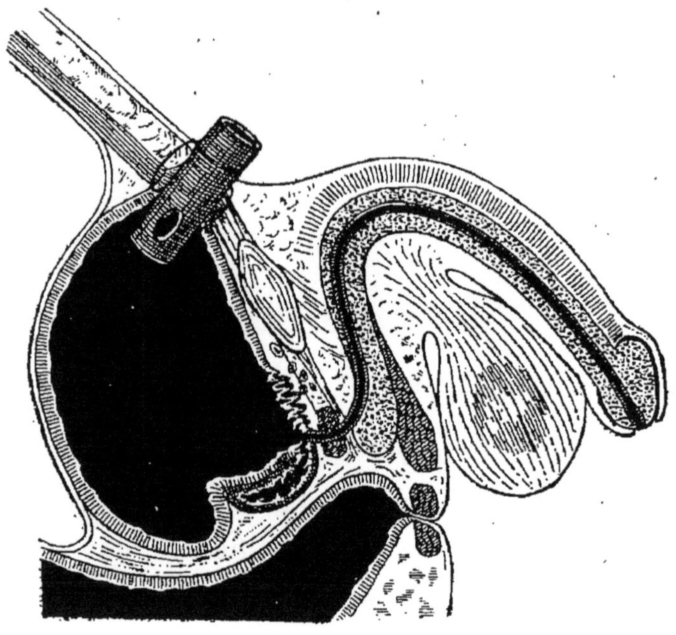

Fig. 53. — Prostatectomie sus-pubienne. — Le bon drainage. Tube de Freyer, enfoncé à 2 centimètres seulement dans la cavité vésicale. La loge prostatique est rétractée. Pas d'hémorragie, pas d'infection dans la cavité cruentée.

les quelques caillots restés dans la vessie. Le massage périprostatique est terminé.

Drainage. — Nous avons vu que les deux bords de l'ouverture vésicale avaient été, dès le début de l'opération, fixés par un crin à chaque bord de la plaie ; ces deux crins suffisent si le tube à drainer peut entrer à frottement ; mais si la plaie vésicale est assez longue pour laisser échapper quelques gouttes d'urine entre les bords de la plaie et le drain, il est bon de placer deux autres crins, l'un en haut pour isoler l'espace celluleux sous-péritonéal, et un en bas, près du pubis, pour défendre la cavité de Retzius ; j'ai déjà dit qu'il fallait éviter l'infection et l'hémorragie au niveau de la loge prostatique ;

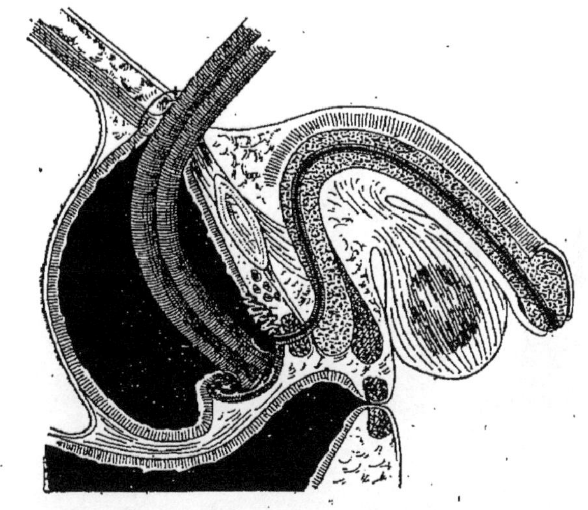

Fig. 54. — Prostatectomie sus-pubienne. — Le mauvais drainage. Tube-siphon placé dans la loge prostatique, l'empêche de se rétracter, favorise le contact de l'urine avec la plaie et provoque des douleurs, du ténesme et l'infection.

il faut également éviter le contact de l'urine avec l'espace celluleux prévésical. Quand le gros tube de Freyer pénètre à frottement dur dans la vessie, l'étanchéité est parfaite. S'il y a du jeu entre la dite plaie et le tube, il faut prévenir l'infiltration prévésicale possible par 4 points de suture bien placés. Chacun de ces points, je le répète, comprendra vessie, aponévrose et peau.

Le drainage est assuré par le tube de Freyer : c'est un tube de caoutchouc gros comme le pouce et long de 8 à

10 centimètres. A peu de distance de l'une des deux extrémités, existent deux trous ovales et parallèles. Ce tube est introduit dans la vessie à 2 centimètres de profondeur, pas davantage : c'est une cheminée d'aspiration

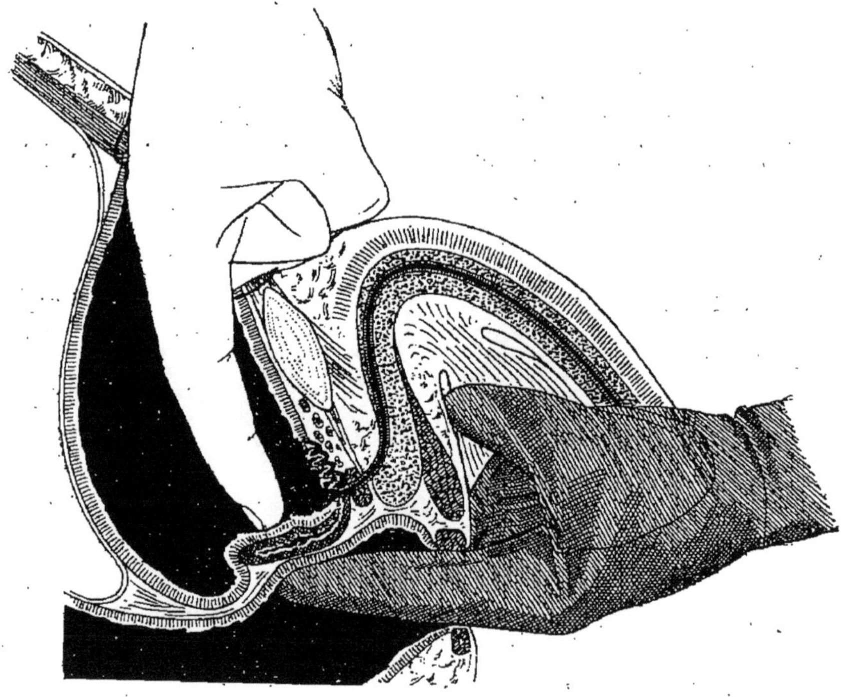

Fig. 55. — Prostatectomie transvésicale. — Comment on fait l'hémostase après l'extirpation sous-capsulaire. L'index rectal comprime contre l'index vésical les parois de la loge qui va se rétracter sous l'influence d'un massage doux et circulaire. On voit la muqueuse vésicale flottante qui viendra se souder à la muqueuse urétrale.

placée au plafond vésical; il faut à tout prix éviter qu'il touche la loge prostatique ou le bas-fond de la vessie.

S'il touchait la loge prostatique, il pourrait empêcher sa rétraction, d'où hémorragie et infection ; s'il touchait le bas-fond vésical, il provoquerait du ténesme et pourrait être expulsé. J'ai jadis employé les tubes-siphons de Guyon autour desquels l'urine peut malheureusement filtrer ; je les ai abandonnés. Certains opérateurs placent un tube à drainage dans la loge prostatique : c'est le plus sûr moyen de produire de la douleur, une hémorragie, de l'infection et de retarder la réparation.

Le tube, je le répète, doit simplement faire bâiller les lèvres de la plaie vésicale.

Il sera fixé à la peau par un point au crin de Florence.

Soins post-opératoires. — Dès que la prostate est enlevée, dès qu'un « pétrissage capsulaire » de deux à quatre minutes a assuré la rétraction de la loge et l'hémostase, il faut refouler les caillots dehors avec l'index ou par une injection d'eau oxygénée chaude sans pression. Un lavage avec pression pourrait distendre la loge prostatique et empêcher sa rétraction. Dès que l'eau du lavage sort claire, l'opérateur introduit le drain de Freyer et le fixe avec un crin de Florence ou une épingle de sûreté.

Généralement, la boutonnière vésicale est assez courte pour que le drain entre à frottement et que l'urine tombe au dehors. Cette sortie facile de l'urine par un gros tube prévient le contact des liquides avec le tissu cellulaire prévésical.

Le tube est entouré d'un peu de gaze stérilisée et le ventre est couvert de ouate hydrophile ou de cellulin.

Pendant les vingt-quatre premières heures qui suivent l'opération, il faut laisser l'urine s'écouler librement au dehors sans être recueillie.

L'infirmière doit « pêcher » avec une pince les caillots qui, pendant les premières heures, peuvent se montrer à l'orifice du tube. Passé vingt-quatre heures, l'urine à peine teintée en rose peut être collectée de façon à éviter de souiller le ventre et les cuisses du patient.

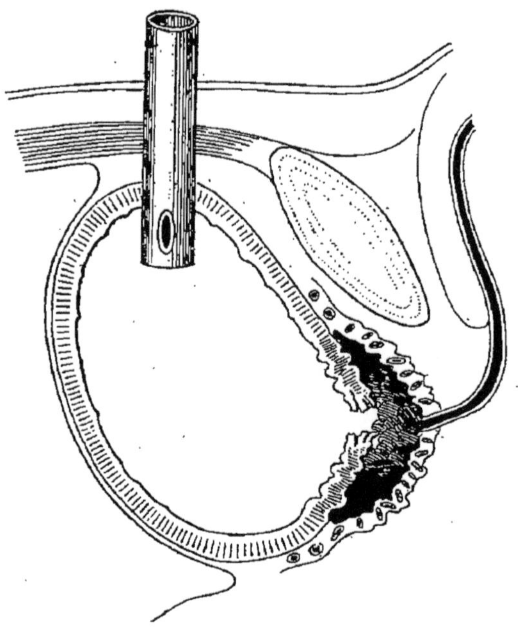

Fig. 56. — Prostatectomie sus-pubienne. — Le drain est au plafond de la vessie et enfoncé de 2 centimètres. La loge prostatique est en partie rétractée par le massage et renferme un petit caillot (gris et noir).

La muqueuse vésicale encore flottante, trop lâche, s'adaptera à la portion de l'urètre prostatique; la capsule commune, rétractée, assure l'hémostase des veines V.

Pour collecter cette urine, on peut, soit introduire un tube de caoutchouc très souple dont une extrémité entre à frottement dans le tube de Freyer et dont l'autre extrémité tombe dans un urinal entre les jambes du patient; soit appliquer sur l'hypogastre un récipient de verre ou de métal, récipient duquel part un tube aboutissant à un urinal. Faute de ces deux appareils, il faut couvrir le malade de ouate hydrophile et la renouveler toutes les quatre heures.

Faut-il faire des lavages ?

Pendant les vingt-quatre premières heures, il faut « pêcher » les caillots dans le tube de Freyer avec une

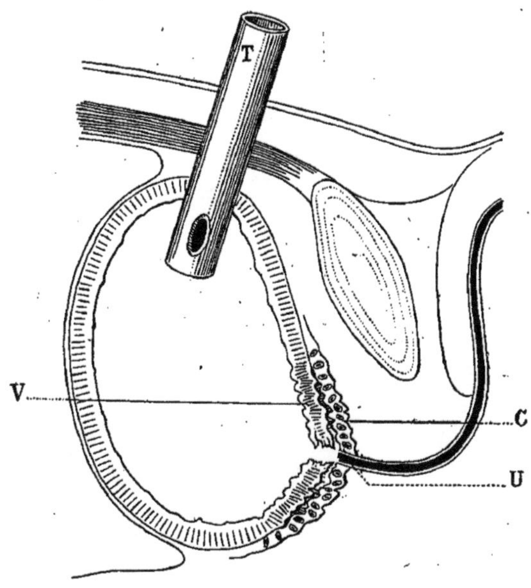

Fig. 57. — Prostatectomie sus-pubienne. — Aspect de la loge prostatique quelques jours après l'opération.

La cavité disparaît par l'accolement de la muqueuse vésicale V, avec la surface cruentée de la capsule commune rétractée C. La muqueuse vésicale va se souder à celle de l'urètre prostatique U. Le tube T, désormais inutile, peut être retiré.

pince et verser ensuite quelques gouttes d'eau oxygénée pure dans le tube. Les lavages doivent être rares ; deux par jour au maximum. Ils se pratiqueront à l'eau chaude légèrement oxygénée. L'infirmière introduit dans le drain une canule de verre qui communique avec un bock ; le liquide doit pénétrer sans pression, elle fait en sorte qu'il ne pénètre pas dans la loge prostatique. Cette loge, réduite à une faible capacité, renferme après l'opération un petit caillot. Ce caillot empêche la pénétration de l'urine, il faut donc le ménager, car il protège la plaie prostatique contre l'infection.

Quelle doit être la position du malade après l'intervention ? Il restera sur le dos pendant vingt-quatre heures.

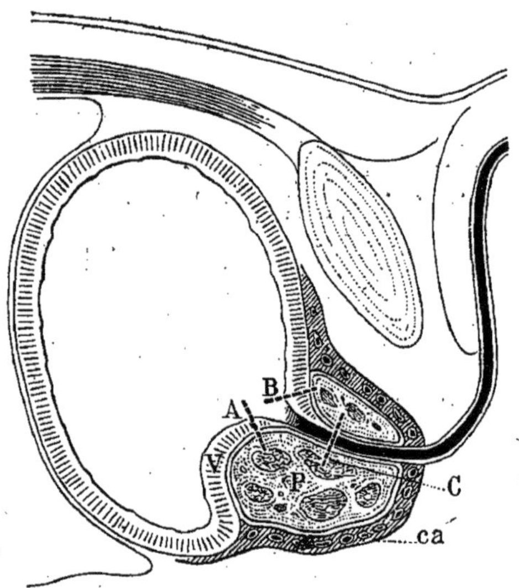

Fig. 58. — Prostatectomie transvésicale.

A, B, points où l'index déchire la muqueuse pour la décortication. Ici, la capsule commune a été amincie et réduite à néant du côté de la cavité vésicale. L'accès de la loge prostatique sera facile, car la muqueuse est friable. — C, point où se rompt l'urètre après la décortication de l'adénome prostatique. — V, lambeau de muqueuse vésicale qui va amplement remplacer la partie supprimée de l'urètre prostatique.

Le deuxième jour il peut être retourné sur le côté. Je dis peut être retourné, car tout mouvement du patient doit être passif et exécuté par les infirmières.

Si le suintement sanguin post-opératoire paraissait important, il faudrait faire une injection d'ergotine, retirer le traversin et placer une brique sous les pieds d'avant du lit pour abaisser la tête du malade. Chez les sujets âgés ou faibles, il faut éviter le refroidissement, chauffer le lit et administrer un lavement de café et d'alcool. Le tube à drainage bien placé, c'est-à-dire enfoncé à 2 centimètres dans la vessie, ne provoque pas de douleur. Si pourtant le malade éprouvait du ténesme, on pourrait injecter sous la peau un demi-centigramme de *morphine*.

Dès le troisième jour, le malade sera à demi assis et soutenu par des oreillers pour éviter la congestion pulmonaire. De même, pour éviter les infections parotidiennes et respiratoires, il faudra *brosser les dents* et la langue, matin et soir, rincer souvent la bouche à l'eau oxygénée, aérer la chambre d'une façon permanente.

Le *tube* de Freyer restera en place trois jours chez les sujets maigres, six jours chez les gras. Si l'opérateur a placé des *sutures* au crin, il les enlèvera le troisième jour. L'irrigation de la vessie pourra être faite matin et soir sans pression, pendant huit jours. Après dix ou douze jours, on pourra pratiquer des lavages par l'urètre avec un bock ou une seringue vésicale. Le liquide ressortira par la plaie sus-pubienne. Certains malades ne les supportent pas, ne pas insister. Pour ces lavages, ne jamais employer de sonde urétrale. L'*intestin* du prostatique doit être surveillé de très près ; quatre jours avant l'opération, le malade sera mis au régime fruitarien et aura bu 1000 à 1500 grammes d'eau laxative par vingt-quatre heures (sulfate de soude 8 grammes, bicarbonate de soude 4 grammes, phosphate de soude 2 grammes, eau 1000 grammes). La veille de l'opération, on donne un lavement d'huile avec l'ampoule de Bourget; pendant les

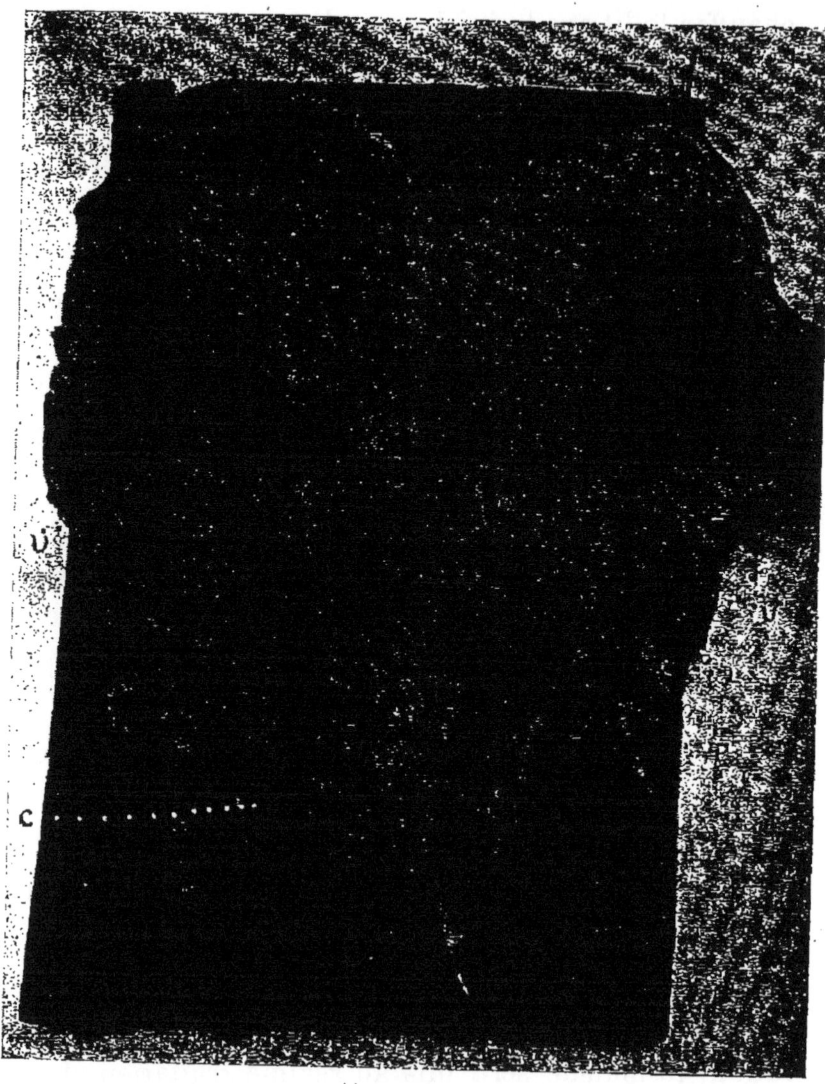

Fig. 59. — Vessie et prostate d'un distendu mort d'infection après un seul cathétérisme. La pièce a été durcie dans le formol. Puis la prostate a été enlevée par décortication pour montrer la loge formée par la capsule commune.

On voit deux uretères U béants, distendus. La capsule commune, C, a été fendue ; la décortication a été amorcée en haut et en avant ; on voit la prostate P, 2 lobes principaux et un petit lobe moyen formant luette L.

trois premiers jours qui suivent l'opération, l'infirmière

ne s'occupe pas de l'intestin du patient. Le quatrième jour, il faut obtenir une selle par un lavement; le patient boira alors tous les jours de l'eau laxative, pour obtenir une selle quotidienne. Les futurs opérés doivent garder la chambre (non pas le lit) trois ou quatre jours avant l'opération. Les sujets peu résistants seront hospitalisés plus tôt encore.

Le *tube* de Freyer sera retiré du troisième au dixième jour, doucement, lentement, en tournant, pour éviter de faire saigner. Il peut survenir une hémorragie du dixième au quinzième jour chez les sujets dont la plaie sus-pubienne s'est rapidement fermée. Il faut alors dilater la plaie avec un clamp et introduire un tube du volume du petit doigt. Celui-ci sera supprimé quelques jours plus tard.

Prostatectomie sus-pubienne en deux temps. — Cette intervention consiste à pratiquer d'abord la cystostomie pure et simple et à pratiquer la prostatectomie, par la même voie, deux ou trois semaines plus tard.

La technique de cette opération en deux temps est la suivante :

Premier temps. — Cystostomie. — L'incision de la vessie se pratique comme pour exécuter l'opération de Freyer. Il est très important de faire une plaie vésicale petite, de façon à ce que le drain de Freyer entre à frottement dur; deux crins suffisent pour fixer la vessie à la paroi abdominale. Si l'opérateur ne possédait pas de tube de Freyer, il prendrait soit un tube de Guyon, soit une grosse sonde de Malécot pour drainer la vessie; il devrait alors suturer les bords de la plaie vésicale à la peau, pour éviter le contact de l'urine avec le tissu cellulaire prévésical.

Deuxième temps. — PROSTATECTOMIE SECONDAIRE. — Les accidents mortels survenus à la suite de la prostatectomie

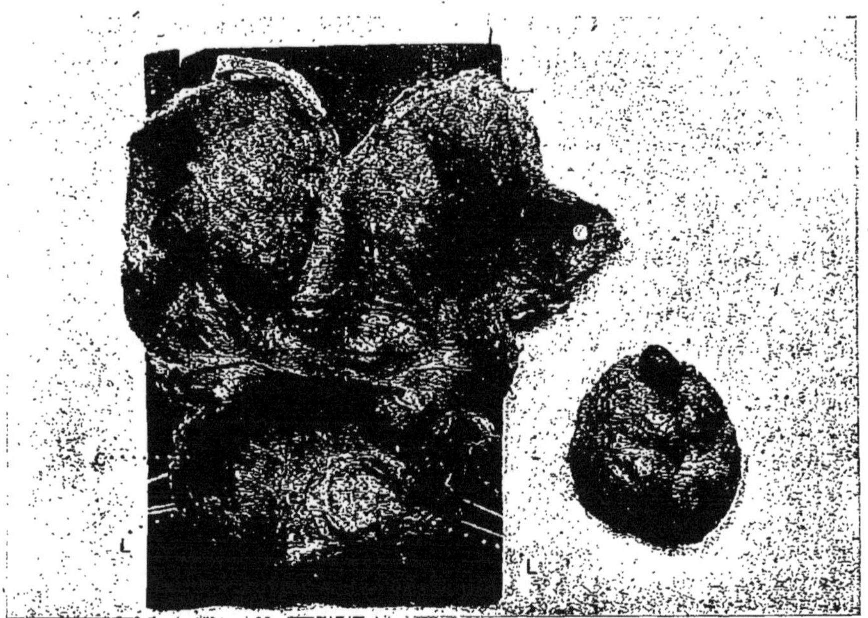

Fig. 60. — Pièce anatomique, figure 59. — Énucléation faite.

La loge limitée par la capsule commune C reste ici béante, grâce au durcissement par le formol. On voit en L les 2 dépressions correspondant aux deux lobes prostatiques. A côté, à droite, la prostate énucléée de sa loge.

sus-pubienne sont dus généralement à la toxi-infection de l'organisme : cette toxi-infection a eu pour point de départ la loge prostatique cruentée, ou l'espace prévésical ouvert pour aborder la vessie.

Un sujet qui a été cystostomisé quelques semaines auparavant et qui doit être prostatectomisé par la voie haute présente donc, par le fait même de la cystostomie, deux fois moins de chances de toxi-infection. La pratique montre d'ailleurs que cette prostatectomie secondaire est bénigne. C'est cette bénignité qui fait que je ne comprends pas qu'on puisse penser à la prostatectomie périnéale secondaire. C'est pour cette raison également que je n'hésite pas à faire l'opération en deux temps, chez tout prostatique dont la résistance est incertaine. En pratiquant ainsi deux opérations à quelques semaines de distance, je « dédouble » les chances de mortalité. Cette prostatectomie secondaire se fera ainsi :

Agrandissement en haut et en bas de la fistule sus-pubienne, au bistouri ; le doigt pénètre dans la vessie, aborde et enlève le noyau prostatique comme dans une opération de Freyer ordinaire.

Quand l'intervention est terminée, l'opérateur replace le tube de Freyer qui avait servi à la cystostomie et le supprime quatre ou cinq jours plus tard.

Point n'est besoin de suturer la vessie à la paroi abdominale, puisqu'elle y adhère déjà. L'espace celluleux prévésical est mis à l'abri par une zone de tissu cicatriciel.

Il arrive parfois qu'il soit nécessaire de fermer la fistule sus-pubienne après la prostatectomie en deux temps. Une injection locale de cocaïne suffit pour l'anesthésie et le décollement vésical.

Je n'ai jamais perdu de malades opérés par la prostatectomie secondaire.

Indications. — 1° *Rétention et fausse route.* — Un malade atteint de rétention a été sondé. La sonde a ramené du sang et pas d'urine. Si le chirurgien passe facilement une sonde béquille avec ou sans mandrin, il laissera la sonde à demeure pendant quatre ou cinq jours. Mais si cette manœuvre échoue, ou si le malade ne peut être surveillé par l'opérateur, il est préférable de faire une cystostomie d'urgence, la prostate sera enlevée deux ou trois semaines plus tard.

2° *Infections urinaires.* — Chez tout prostatique atteint d'infection, qu'il s'agisse de cystite, de pyélite ou d'infection urétro-prostatique, il faut pratiquer une cystostomie préalable ; cette dernière présente les avantages suivants : elle permet l'extirpation des calculs s'ils existent, elle ne nécessite pas des soins post-opératoires délicats, elle draine mieux que la sonde à demeure, elle agit plus rapidement, enfin et surtout elle diminue la gravité de la prostatectomie.

Chez les cystostomisés pour infection, on fera des irrigations trois ou quatre fois par jour par le tube de Freyer et par l'urètre; on emploiera soit l'eau oxygénée, soit le nitrate d'argent.

3° *Distension avec état général précaire.* — Quand un prostatique distendu se présente au chirurgien, ce dernier peut choisir entre le cathétérisme régulier, la prostatectomie d'emblée sans sondage préalable et la cystostomie temporaire.

Le cathétérisme est délicat chez ces malades ; un grand nombre d'entre eux s'infectent malgré les précautions antiseptiques. Je ne crois pas que la cystostomie soit plus grave chez un distendu que le cathétérisme. Je donne la préférence à la prostatectomie d'emblée, chez le distendu dont les urines sont claires, dont la langue est humide et l'appétit relativement conservé ; l'intervention donne alors de bons résultats. Si, au contraire, les urines sont troubles, si le sujet paraît déprimé, amoindri, s'il présente des troubles digestifs sérieux, je pratique une cystostomie temporaire.

Indications des différents traitements du prostatisme.

A. Indications générales. — Le chirurgien devra se poser les questions suivantes :

Quel est l'âge du malade?

Quelle est la valeur, la résistance de son organisme?

De quelle variété de lésion prostatique s'agit-il ?

Existe-t-il des complications de l'appareil urinaire ?

a. *Age du malade.* — Un sujet de quatre-vingts ans consulte un chirurgien pour une première attaque de rétention ou pour des phénomènes dysuriques, on ne saurait proposer à ce vieillard une prostatectomie d'emblée. Inversement, un homme de cinquante-huit à soixante ans consulte pour des accidents prostatiques, nous penserons immédiatement à la cure radicale puisque le malade peut encore vivre assez longtemps pour bénéficier de la guérison complète après intervention et qu'il risque des complications variées en cas de non-intervention. La cure radicale peut être pratiquée d'ailleurs sans plus de dangers chez les octogénaires, quand il y a nécessité.

b. *État général du patient.* — Le prostatisme évolue à un âge où les tares organiques sont fréquentes : altération du muscle cardiaque, artério-sclérose, ramollissement cérébral, bronchite chronique, albuminurie, diabète, obésité, grosse hernie, etc. Chez tous ces malades à la fois peu résistants et non destinés à une vieillesse lontaine, la cure radicale n'est indiquée que devant l'échec ou l'insuffisance du cathétérisme régulier (sondages trop fréquents, poussées fébriles, rétention aiguë, fausse route, douleurs, calculs).

c. *Variété des lésions prostatiques.* — Par le toucher rectal, le chirurgien reconnaît si les accidents dysuriques sont dus à un cancer, à une prostatite glandulaire ou fibreuse, à une prostatite atrophique ou hypertrophique, à une périprostatite ou enfin à un adénome. Il faut souhaiter ne pas opérer tout ce qui n'est pas l'hypertrophie banale classique, adénome. Les autres cas voués à un insuccès thérapeutique plus ou moins complet doivent être d'abord soignés par le cathétérisme régulier.

d. *Complications urinaires.* — Si les urines sont troubles, il faut d'abord les clarifier, soit par la sonde à demeure s'il s'agit d'un malade qu'on ne peut pas opérer, soit par la cystostomie s'il s'agit d'un prostatectomisable.

Si le sujet est porteur d'un calcul, on agira différemment suivant l'état général et l'état de la prostate. Si c'est un malade taré ou porteur d'une prostate fibreuse, l'opérateur pratique une lithotritie, puis enseigne au patient à se sonder lui-même.

Si le malade est porteur à la fois d'un adénome, d'un

calcul, et d'urines troubles, on fera la prostatectomie en deux temps : la cystostomie provisoire servira à clarifier les urines et à extirper la pierre ; la prostate sera enlevée par la suite. Si les urines sont propres, l'ablation du calcul et de la prostate se fait en un seul et même temps.

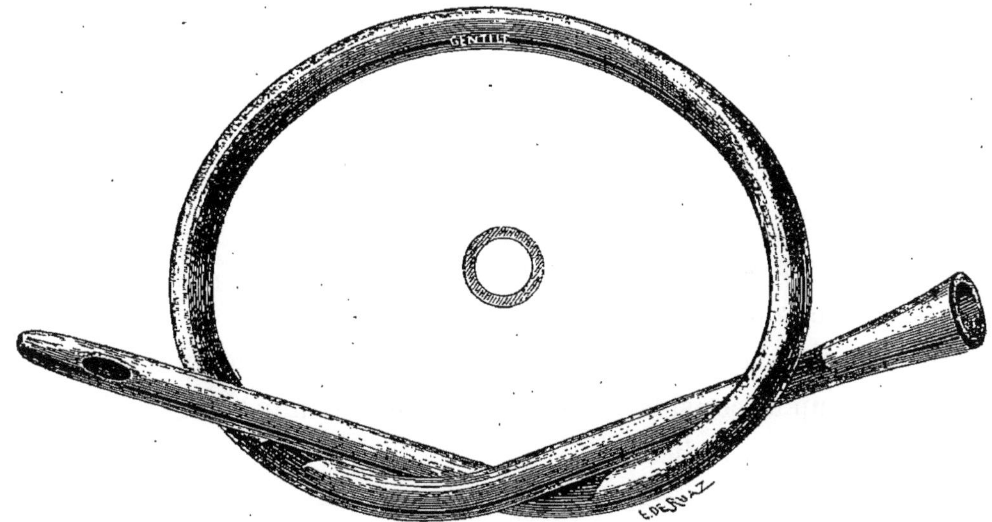

Fig. 61. — Sonde Nélaton.

B. Indications particulières a chaque mode de traitement.

a. *Cathétérisme régulier*. — Il résulte de l'étude précédente des indications que, malgré les bénéfices incontestables que la cure radicale apporte aux malades, la part reste encore assez large à l'ancien traitement par le cathétérisme. La sonde Nélaton et la sonde béquille restent l'instrument thérapeutique de choix chez les prostatiques qui ne sont pas porteurs d'un adénome, chez tous les prostatiques fibreux et inflammatoires chroniques et même chez les adénomateux tarés (obèses avec hernie, diabétiques, etc.). Chez ces derniers toutefois la question de la cure radicale se posera, si le cathétérisme est difficile, s'il provoque des poussées de température ou des hémorragies urétrales, ou si le sujet est atteint de rétention complète, définitive.

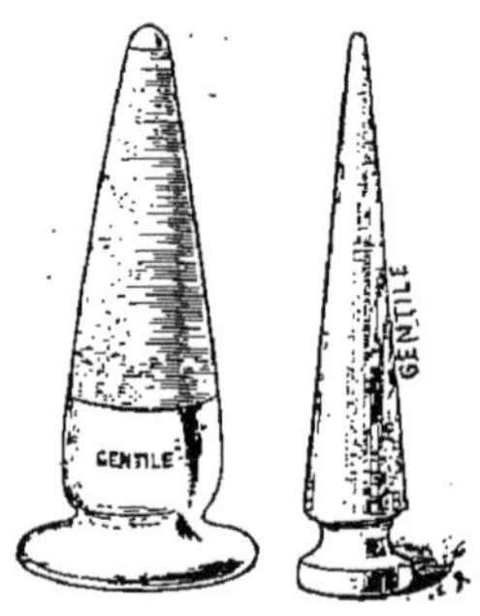

Fig. 62. — Fosset en porcelaine pour sondes à demeure.

b. *Sonde à demeure.* — Les indications de la sonde à demeure sont assez peu fréquentes, si nous conseillons la cystostomie préalable à tous les porteurs d'adénomes atteints de distension, de rétention aiguë de fausse route et de cystite chronique. La sonde à demeure n'est donc plus indiquée que chez les sujets considérés par nous comme non justiciables d'une cure radicale.

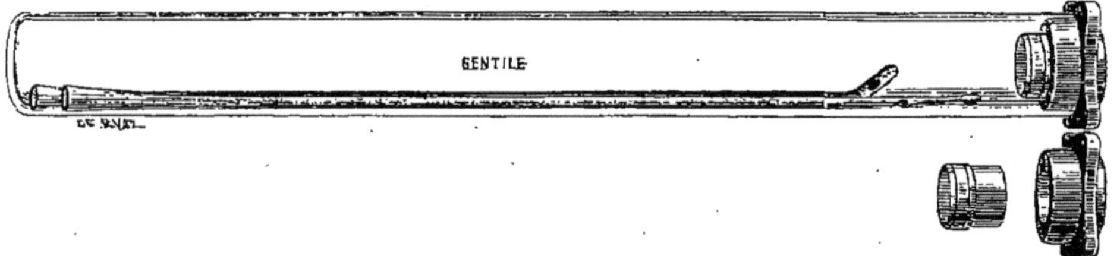

Fig. 63. — Tube stérilisateur (bouchon formalisateur) pour sondes-béquilles, destinées aux malades qui doivent se sonder toutes les 4 ou 6 heures. Séjour minimum : 24 heures.

c. *Résection des canaux déférents.* — La résection des canaux déférents n'a guère d'influence sur le volume de la prostate ; elle est indiquée néanmoins chez les sujets susceptibles de contracter des poussées d'orchite, soit par cathétérisme, soit par prostatectomie périnéale. C'est une intervention bénigne qui ne nécessite que l'anesthésie locale.

d. *Cystostomie.* — La cystostomie temporaire est indiquée, comme nous l'avons vu, en cas de prostatectomie en deux temps, chez les sujets porteurs d'urines troubles, chez certains distendus et chez les rétentionnistes aigus avec fausse route. A titre d'opération définitive, la création d'un méat sus-pubien trouve des indications exceptionnelles. C'est une mauvaise opération. Les cystostomisés continents, c'est-à-dire ceux qui peuvent se passer d'un appareil spécial et doivent simplement se sonder quatre ou cinq fois par jour, constituent l'exception ; la plupart portent un appareil défectueux, l'urine s'écoule sur les cuisses et sur l'abdomen ; la peau est couverte d'érythème, les urines sont troubles et ammoniacales, les calculs prostatiques ne sont pas rares et nécessitent de nouvelles interventions. La cystostomie définitive n'est indiquée que chez les sujets porteurs d'une prostate fibreuse chez lesquels le cathétérisme est impossible (douleurs, hémorragie, fièvre) et chez lesquels on ne veut pas faire la prostatectomie périnéale.

e. *Prostatectomie périnéale.* — Elle est indiquée chez les sujets obèses porteurs d'un grosse prostate bas située ; chez ces malades, en effet, il est très difficile avec l'index droit de séparer la base de la prostate d'avec l'aponévrose moyenne du périnée Pour la même raison, il faut opérer par la voie basse les obèses porteurs de grosses hernies. Les sujets infectés, ceux dont les urines sont troubles ou dont la prostate paraît suppurée sur un point, peuvent être également opérés par le périnée.

Pourtant, en cas de cystite chronique, j'ai déjà dit que je préférais l'ablation par voie sus-pubienne en deux temps.

Il faut également opérer par la voie basse les hypertrophies prostatiques compliquées d'inflammation chronique environnante. J'ai déjà dit que chez ces malades porteurs de périprostatite fibreuse, il fallait éviter la cure radicale qui donne des fistules, des déviations du canal, des rétrécissements secondaires et procurent souvent un résultat thérapeutique faible.

Quand on opère de tels malades d'une façon systématique, c'est le plus sûr moyen de déprécier et de compromettre la merveilleuse opération qu'est la prostatectomie de Freyer.

Pourtant, si le cathétérisme était impossible chez un sujet atteint d'hypertrophie prostatique inflammatoire compliquée ou non de périprostatite, il serait moins mauvais de faire la cure radicale que d'établir un méat hypogastrique définitif. C'est alors à la prostatectomie périnéale qu'on aura recours. L'énucléation est en effet impossible par la voie hypogastrique. Il faut ou bien enlever la glande *dans sa loge* par la voie haute (dangers de cellulite) ou bien isoler l'urètre, le sculpter dans la masse fibro-glandulaire. Cette excision de la prostate doit se faire sous le contrôle de l'œil; la voie périnéale la rend donc seule possible..

Quand je fais le diagnostic de cancer de la prostate,

j'opère par le périnée. Il m'est à deux reprises arrivé de commencer une sus-pubienne et de ne pouvoir trouver le plan de clivage. L'index pénètre dans le tissu prostatique ramolli dégénéré. Il faut alors finir par le périnée.

f. *Prostatectomie sus-pubienne.* — C'est le procédé de choix chez tous les sujets justiciables d'une cure radicale. Elle constitue aujourd'hui le traitement classique de l'hypertrophie de la prostate. Tout sujet qui présente des troubles dysuriques, et chez lequel le médecin constate une prostate adénomateuse par le toucher rectal, doit être opéré s'il n'est ni trop taré, ni trop vieux. C'est le plus sûr moyen d'éviter les complications si fréquentes au cours de l'hypertrophie de la prostate et de rétablir la fonction urinaire absolument normale.

Complications de prostatectomie sus-pubienne. — *Hémorragie.* — L'écoulement sanguin est insignifiant quand on opère sous rachistovaïne. Mais l'hémorragie peut alors survenir deux ou trois heures plus tard. Ce procédé d'anesthésie est d'ailleurs tellement combattu aujourd'hui, que j'ai limité son emploi à des cas déterminés. Pour éviter l'hémorragie, il suffit de bien masser la loge prostatique à la suite de l'opération ; les caillots doivent être enlevés en totalité avant de mettre le tube de Freyer. De plus, pendant les premières heures qui suivent l'opération, il faut retirer souvent les caillots qui se montrent dans la lumière du tube. Cette pêche aux caillots se fait à l'aide d'un clamp.

Si l'écoulement sanguin était trop abondant, il faudrait faire une injection d'ergotine, placer la tête du malade en bas, et soulever les deux pieds d'avant du lit.

Un lavage très chaud, sans pression, par le tube aide également à assurer l'hémostase. L'urine est légèrement sanguinolente pendant vingt-quatre heures. Ne pas se préoccuper du caillot qui occupe la cavité rétractée de la loge prostatique. Il sert de pansement et isole la paroi cruentée du contact de l'urine.

Suppuration. — Du cinquième au quinzième jour les urines peuvent se troubler. Cette légère suppuration est due à ce que la décortication a été mal faite, à ce que les débris de la paroi capsulaire ont été laissés et s'éliminent secondairement. Il faut alors, au lieu de deux petits lavages par vingt-quatre heures, faire des irrigations oxygénées toutes les trois ou quatre heures.

La suppuration existe également quand l'hémostase a été mal assurée ou quand l'opérateur a laissé des caillots dans la vessie. Lorsque le drain a été mal placé, c'est-à-dire mis dans le bas-fond vésical ou dans la loge prostatique, la suppuration est constante. Les urines sont claires si le tube est placé très haut, entre les deux lèvres de la plaie vésicale.

Fièvre. — Chez les sujets qui suppurent il y a souvent une légère ascension thermique de 38° à 38°,5 pendant quatre ou cinq jours. Avec une bonne énucléation, avec hémostase sérieuse et un drain « au plafond », il n'y a pas de suppuration, donc pas de fièvre.

Parallèlement aux accidents fébriles et aux urines

troubles on voit apparaître quelques phénomènes généraux atténués : insomnie, langue saburrale, hoquet, nausées, pouls plus faible ou plus rapide. Ces accidents durent une semaine environ. Ils n'existent pas avec une bonne technique. Des soins bien donnés en ont vite raison.

Orchite. — Cet accident fréquent après la prostatectomie périnéale est rare après la sus-pubienne. Pour se produire, il faut ou que la décortication ait été faite imparfaitement, ce qui amène l'infection de la loge cruentée, ou que le tube ait pris contact avec la plaie profonde ; ce contact empêche la rétraction de la loge, favorise la stase de l'urine et provoque l'infection de cet espace virtuel où débouchent les canaux éjaculateurs. L'orchite est sûrement évitée par la section préalable des déférents.

Rétrécissement de l'urètre prostatique. — Sur plus de 50 prostatectomies sus-pubiennes, j'ai vu un seul rétrécissement. Il s'agit d'un malade de soixante-treize ans opéré pour un gros adénome. Chez ce patient atteint de rétention complète, toutes les complications possibles sont survenues : éventration, fistule, abcès de la paroi, orchite, je pourrais ajouter une attaque de ramollissement cérébral après l'intervention. C'est le seul mauvais cas de ce genre ; l'intervention avait été très laborieuse, la prostate très adhérente à sa loge avait été enlevée par morcellement. Ce malade d'ailleurs revu récemment, deux ans après l'opération, va très bien, vide complètement sa vessie et ne conserve qu'une éventration bien maintenue par une sangle.

Fistule sus-pubienne. — En supprimant le tube de

Freyer du troisième au huitième jour, suivant l'embonpoint du malade, il n'y a pas de fistule. Si elle survenait, ce serait facile de la fermer.

Voici comment je procède à cette occlusion :

Anesthésie locale à la stovaïne; dissection du trajet de la fistule; libération; décollement de la paroi antérieure de la vessie, sur la largeur d'une pièce de 5 francs. Suture au catgut de la vessie (3 ou 4 points séparés et non perforants); suture des muscles droits et de la peau par 2 ou 3 points séparés au crin. Sonde Nélaton à demeure renouvelée tous les jours pendant dix jours. Après dix jours, suppression de la sonde et des crins. Parfois le malade perd encore un peu d'urine, mais cette fistulette se ferme secondairement sans sonde, sans cautérisation, sans nouvelle intervention.

Les avantages de la méthode de Freyer sur la prostatectomie périnéale. — La voie périnéale offre l'avantage d'une bénignité un peu plus grande (7 p. 100 au lieu de 9 p. 100 de morts) et d'une exécution plus élégante, plus anatomique. Pourtant, à part les cas de prostate grosse et basse, ou adhérente, ou infectée, ou portée par un obèse avec hernie, l'avantage reste à la prostatectomie sus-pubienne qui se trouve indiquée dans les 4/5 des cas. Sa supériorité générale sur la prostatectomie périnéale tient aux raisons suivantes :

a. *L'intervention plus rapide.* — Elle demande de trois à cinq minutes en moyenne; exceptionnellement, dix à quinze minutes chez les sujets obèses.

b. *Pas d'instrumentation spéciale.* — Pour la périnéale, il faut un désenclaveur de Young, un rétracteur bulbaire de Proust, une valve bicoudée de Legueux, des pinces à traction d'Albarran ; pour la sus-pubienne, un bistouri et une aiguille suffisent.

c. *Pas de position spéciale.* — Pour la périnéale, il faut placer le patient dans la position assise inversée de Proust et l'y fixer au moyen du pupitre d'Albarran. Cette position est sans mauvaise influence sur les organismes secs et doués d'artères relativement souples. Mais chez les sujets gras, congestifs, artérioscléreux, elle provoque la cyanose, et fatigue le myocarde. Chez un opéré nous avons observé de l'œdème aigu du poumon et des phénomènes asystoliques analogues à ceux que peut provoquer la position de Trendelenburg au cours des laparotomies.

d. *Simplicité des soins post-opératoires.* — La plaie périnéale placée près de l'anus requiert de grands soins pour ne pas s'infecter. Les lavages par la sonde doivent être fréquents ; les pansements sont souvent douloureux. Chez les sus-pubiens, tant que le tube de Freyer est en place, les urines sont recueillies par un tube qui d'une part pénètre dans le drain hypogastrique et d'autre part tombe dans un urinal.

Quand le tube de Freyer est retiré, les urines sont collectées par un appareil hypogastrique fixé à l'aide d'une ceinture ou d'une sonde Malécot introduite dans la plaie vésicale. Deux lavages par jour suffisent. Pas de sonde urétrale, pas de béniqué avant le deuxième ou le troisième mois pour vérifier la direction du canal. Le malade urine seul par la verge, le jour où sa fistule hypogastrique se ferme, c'est-à-dire du quinzième au trentième jour en moyenne. Cela dépend du volume de la prostate et de la « finesse » de la décortication.

e. *Les résultats immédiats et éloignés sont meilleurs.* — Les pansements d'une plaie périnéale sont douloureux. Pas de pansements après l'opération de Freyer, donc pas de douleurs. L'orchite est rare, la fistule rectale ou péri-

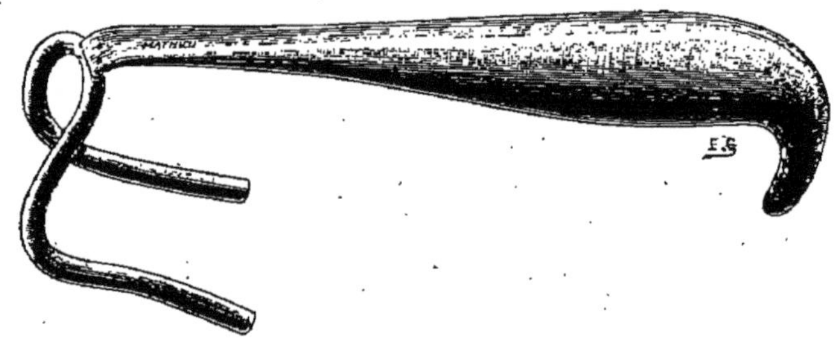

Fig. 64. — Prostatectomie périnéale. Rétracteur recto-prostatique de V. Pauchet.

néale est toujours évitée : les malades vident complètement leur vessie ; le cathétérisme évacuateur, pratiqué six mois, un an après l'opération, ne ramène peu ou pas de résidu. La fonction génitale est conservée chez la plupart des sujets pour lesquels elle offre encore un intérêt. Je dois pourtant atténuer les inconvénients de la périnéale (fistule, rétrécissement, rétention incomplète) en rappelant que je n'opère pas par la voie haute les prostatites et les périprostatites qui doivent endosser toutes les complications ou inconvénients dus à la voie basse. Les adénomes donnent de bons résultats en somme par les deux voies. Dois-je répéter encore une fois que le chirurgien réservera, si possible, la cure radicale aux adénomateux, s'il veut avoir de bons résultats immédiats et éloignés.

f. *Opération plus complète.* — La prostate hypertrophiée dégénère une fois sur dix en cancer. L'excision périnéale laisse volontairement adhérente à l'urètre une lame de tissu prostatique.

Cette portion de tissu peut en cas d'épithélioma être le point de départ d'une récidive ; je viens d'en observer un exemple chez le père d'un médecin opéré par moi il y a quatre ans.

Les calculs coïncident souvent avec l'hypertrophie. La position inversée de Proust, nécessaire à la méthode périnéale, les éloignent des doigts de l'opérateur. Deux fois j'ai lithotritié deux prostatectomisés périnéaux, un an ou deux après la cure radicale ; les calculs existaient probablement au moment de l'opération ; ils m'avaient échappé.

Les lobules, accessoires, endovésicaux peuvent être inaperçus au cours de l'opération périnéale et s'opposer à une fonction ultérieure parfaite de la vessie ; les caillots qui tombent dans la vessie pendant l'opération se vident mal après l'intervention périnéale, malgré la position déclive de la sonde. Il y a ainsi plus de chances d'infection légère de la plaie, plus de douleurs, plus d'épreintes, les urines sont moins claires.

Gravité et valeur de la prostatectomie. — Cette opération appliquée à l'hypertrophie est la plus belle conquête que puisse s'attribuer la génération actuelle des chirurgiens urinaires. Si l'opérateur limite ses indications aux cas très nombreux d'adénomes et aux sujets peu ou pas tarés, les résultats immédiats sont bons, les résultats éloignés sont parfaits. La mortalité diminue de plus en plus. Pour ma part j'ai pratiqué *cent treize prostatectomies* tant périnéales que sus-pubiennes. J'ai eu *dix morts*, ce qui fait environ 9 p. 100 *de mortalité*. Parmi ces décès, quelques-uns se rapportent à des cas graves que j'opérerais aujourd'hui en deux temps et qui probablement guériraient.

Ma dernière série de 20 prostatectomies a donné une mort (5 p. 100). Cette amélioration tient à une connaissance plus précise des indications, à une meilleure technique, et à des soins post-opératoires plus éclairés.

Il est peu d'opérations en chirurgie qui nous donne d'une façon aussi constante un résultat éloigné si parfait. Les résultats incomplets que nous avons eu à regretter dans les suites immédiates de l'intervention se sont modifiés par la suite et ne laissent plus rien à désirer.

Chez tous les malades qui ont subi l'opération de Freyer, la fonction urinaire, si compromise qu'elle ait été, est redevenue *absolument normale*.

II

LES PROSTATITES[1]

TABLEAU SYNOPTIQUE DES INFLAMMATIONS PROSTATIQUES

(CLASSIFICATION)

Causes.

I. CONGESTIVES :

Excès génitaux, masturbation, rétrécissement large ou serré, équitation, bicyclette, sédentarité, suralimentation azotée, constipation.

II. INFECTIEUSES :

Voie *urétrale :* blennorragie ;

Voie *rectale sanguine :* colibacille ;

Voie *réno-vésicale :* infections générales (grippe, oreillons, staphylocoque).

Microbiologie :

a. FORME INFECTÉE :

La sécrétion ou l'abcès renferment les microbes suivants : diplocoque, cocci variés, colibacille, staphylocoque, gonocoque, streptocoque.

b. FORME SEPTIQUE :

La sécrétion ne renferme pas de microbes, mais il existe des leucocytes.

c. FORME ASEPTIQUE :

Il ne se trouve dans l'exsudat ni leucocytes, ni microbes.

[1] Voir les communications de Le Fur. *Association française d'Urologie*, 1904, 1905, 1907.

Formes anatomo-cliniques.

A. Aigues.

a. *Catarrale* :

Forme légère, bénigne localisée aux acini glandulaires sans participation du stroma, abcès microscopiques intra-folliculaires, guérison par résolution, syndrome clinique atténué.

b. *Parenchymateuse* (abcès) :

Forme plus virulente aboutissant le plus souvent à la suppuration et à la *production d'abcès* dont le siège peut être :

a'. *Urétral :* sous-muqueux, superficiel (ouverture spontanée dans l'urètre);

b'. *Cortical :* occupant la périphérie de la glande (cet abcès évolue vers le rectum);

c'. *Central :* au sein même de la glande uni ou bilobé;

d'. *Abcès total* détruisant toute la glande.

Évolution de l'abcès :

Forme aiguë : Septique, diffuse, accidents généraux graves.

Subaiguë : Ouverture spontanée en cas de non-intervention vers l'urètre, le rectum ou le périnée.

Tiède : Forme torpide sans réaction.

c. *Périprostatite suppurée : aiguë ou subaiguë :*

1° *Primitive :* Infection d'origine rectale par voie sanguine;

2° *Secondaire :* Due à l'infection des tissus prépostatiques par un abcès évoluant dans la prostate.

Évolution :

Vers le péritoine, le rectum, le périnée.

Accidents généraux sérieux, réaction vive.

B. Chroniques.

a. *Prostatite molle glandulaire :* glande grosse, molle, grenue; sécrétion urétrale abondante; dysurie légère; aboutissant à l'adénome prostatique.

b. *Prostatite dure fibreuse :* glande petite, dure, rétractée, sécrétion faible, légère dysurie, aboutit au prostatisme sans hypertrophie.

c. *Périprostatite :* Nappe indurée en arrière de la prostate, s'étendant vers la vessie, simulant souvent l'adénome par son étendue, et le cancer par sa dureté. Provoque du prostatisme sans hypertrophie.

TRAITEMENT :

a. *Formes aiguës :*

Catarrale : Diète, lavements chauds, repos, massage doux.

Abcès :

Traitement d'exception : ouverture rectale, urétrale, abstention, expectation.

Traitement de choix : incision périnéale.

b. *Formes chroniques :*

a. *Non suppurées :*

Règle : lavements, massages, électricité ; haute tension, lavages urétraux;

Exception : prostatectomie.

b. *Suppurées :* prostatectomie.

Étiologie. — Les inflammations prostatiques s'observent de seize ans à soixante ans ; de soixante ans à quatre-vingts ans, elles provoquent le syndrome spécial à l'hypertrophie de la prostate. Deux conditions sont nécessaires pour provoquer l'inflammation avec ou sans suppuration :

A. La congestion de la glande;

B. La pénétration d'un agent pathogène.

A. CAUSES CONGESTIVES. — La congestion prostatique prépare le terrain. Ses causes sont les suivantes : équitation, bicyclette, sédentarité, hémorroïdes, constipation, excès génitaux, masturbation, froid, manœuvres uréthrales (injections, dilatations, fausses routes). Colites, arthritisme.

Toutes ces causes provoquent la stagnation du sang dans les plexus veineux du petit bassin, et cette congestion passive favorise les infections de la prostate. Richement veinée, la prostate communique par son système vasculaire, en arrière, avec le plexus hémorroïdal, en avant, avec le plexus de Santorini ; elle baigne dans un lac sanguin.

B. Causes infectieuses. — Les germes pathogènes qui infectent le plus souvent la prostate, sont :

1° Le *gonocoque*, agent de l'urétrite antérieure et de l'uréthrite postérieure chronique. Il existe au début de l'infection, mais ne se trouve que rarement dans les suppurations. Même quand il a provoqué les abcès, on ne le décèle pas dans le pus où il disparaît très vite, remplacé par les microbes d'infection générale comme cela se produit dans les arthrites suppurées d'origine blennorragique.

2° Le *staphylocoque* le plus habituellement rencontré, c'est lui qu'on trouve dans le cas de prostatite de cause générale.

3° Le *colibacille,* le streptocoque.

Ces germes existent seuls ou associés.

Les *anaérobies* ont été trouvés par Albarran et Cottet (d'Évian) dans les prostatites à tendance gangréneuse.

Souvent, il y a des abcès prostatiques stériles, amicrobiens, de même qu'on trouve des poches salpingiennes ou des abcès du foie aseptiques, des agents qui ont provoqué la suppuration de ces abcès ont disparu.

L'arrivée des germes infectieux se fait par trois voies ;

1° *L'urètre ;*

2° *L'intestin ;*

3° *Le système sanguin.*

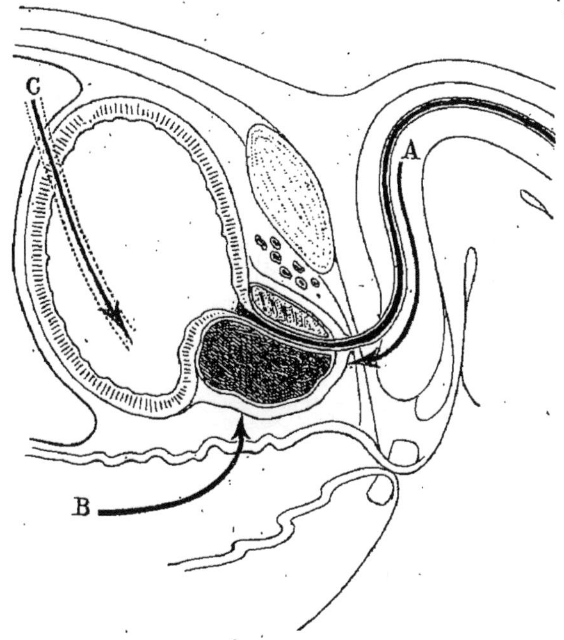

Fig. 65. — Les trois voies d'infection de la prostate.

A, voie urétrale : urétrite. — B, voie vasculaire : veines et lymphatiques charriant des germes contenus dans le gros intestin. — C, voie rénale, l'urine microbifère descend par l'uretère et va infecter la prostate en traversant l'urètre, surtout si un rétrécissement urétral siège au niveau du bulbe.

1° Infection par l'urètre. — Dans un urètre normal, l'infection est due au colibacille ou au staphylocoque. Dans un urètre blennorragique, il est dû au gonocoque.

Lorsque la prostatite résulte d'une urétrite postérieure (un tiers des cas), elle apparaît quinze à vingt jours après la chaudepisse. Lorsque sous l'influence d'une cause congestive (sondage) la prostate s'infecte, elle l'est par des germes qui sommeillaient depuis plusieurs mois, ou plusieurs années. Les rétrécissements larges ou serrés qui favorisent la stase de l'urine dans l'urètre prostatique prédisposent à la prostatite.

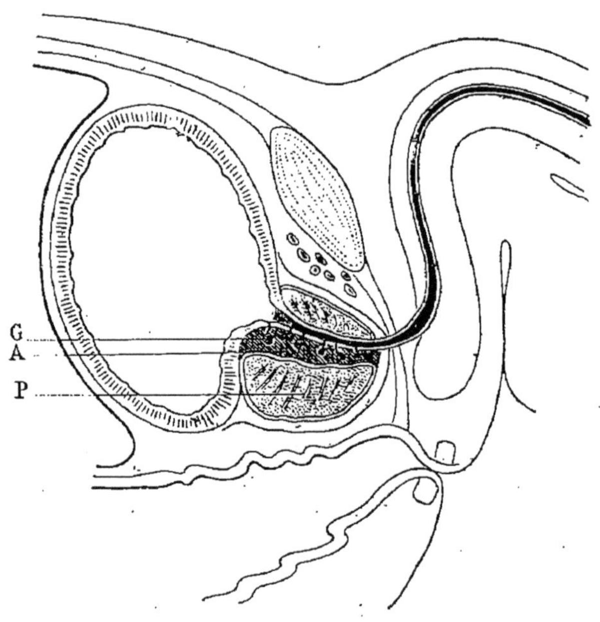

Fig. 66. — Abcès sous-urétral de la prostate.
A, dû à l'infection des glandes sous-muqueuses G. — Le tissu normal de la prostate P.

L'infection s'achemine par les conduits glandulaires, et elle se localise aussi bien sur les trois groupes de glandes de l'urètre prostatique (*sous-cervical*, *sous-urétral*, *sous-montanal*). Progressivement, elle gagne les canaux excréteurs, les canalicules et les acini qui se transforment en kystes infectés. — Ces abcès dits folliculaires, première étape de l'infection, peuvent se vider dans l'urètre, ou propager l'infection aux espaces périglandulaires, et produire les gros abcès prostatiques. Si l'agent infectieux est très virulent, la prostate prise en masse d'emblée, l'infection gagnera rapidement les régions voisines et donnera naissance à la prostatite phlegmoneuse diffuse, ou à la périprostatite. Parfois un abcès central peu virulent se trouve enkysté dans les lobes et reste latent. En résumé, la propagation par voie urétrale revêt la *forme glandulaire* (folliculaire) *interglandulaire* (parenchymateuse), et *périglandulaire* (périprostatite).

Les abcès folliculaires sont la forme prémonitoire. Ils sont abcès (en puissance) et guérissent souvent médicalement. La prostatite folliculaire est à la prostate ce que la galactophorite est au sein, la parotidite canaliculaire à la parotide. Ce sont des affections curables par le massage et l'expression.

2° Infection par l'intestin. — La prostate est collée à la paroi rectale; les systèmes veineux et lymphatique des deux organes communiquent ensemble, et la propagation du colibacille à la glande prostatique est facile. Ses causes occasionnelles sont : la rectite inflammatoire, l'infection hémorroïdaire, ou simplement la constipation.

3° Infections de cause générale. — Elles se font par voie artérielle (artères prostatiques) ; habituellement elles suivent la voie rénale. L'urine véhicule par l'urètre des microbes qui, passant au niveau des conduits excréteurs de la prostate, les infectent. Cette localisation peut se voir au cours de toutes les infections générales.

L'urine microbifère infecte facilement les conduits glandulaires. En effet, l'urètre prostatique est en contact permanent avec l'urine qui y stagne. Cette portion de l'urètre est le vrai col de la vessie : c'est la portion déclive de l'entonnoir vésical dont la fermeture est réa-

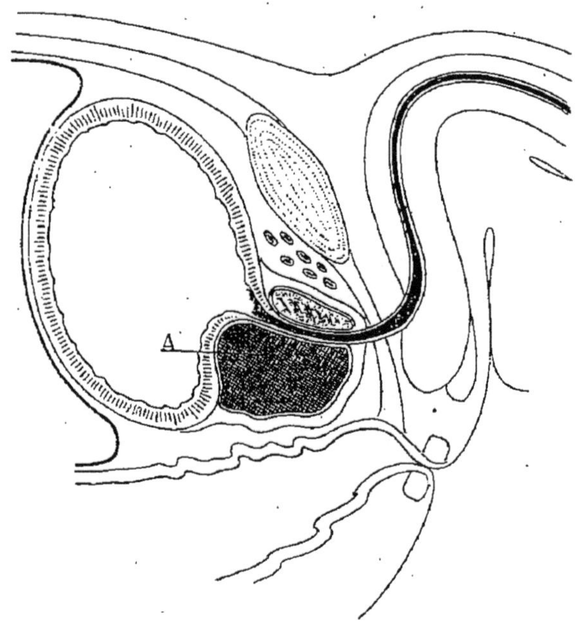

Fig. 67. — Abcès massif de la prostate.
Prostatite suppurée A.

lisée dans l'intervalle des mictions par le sphincter urétral. En réalité, l'urètre ne commence qu'au ligament de Carcassonne : l'urètre prostatique est le vrai col de la vessie. Le vrai sphincter vésical est le sphincter de l'urètre membraneux.

Prostatites sans infection. — Un certain nombre de prostatites chroniques apparaissent et évoluent en dehors de toute infection, sous l'influence de poussées congestives répétées de la prostate. Ces congestions sont dues à des causes locales (hémorroïdes, excès génitaux, sédentarité, alimentation excitante). La prostate reste chroniquement enflammée et aboutit, soit à la forme glandulaire (prostatiques jeunes) ou à la forme dure, fibreuse rétractile (Le Fur). Un certain nombre de ces formes glandulaires, survenant chez l'adulte, aboutissent quelques années plus tard à l'adénome, au cancer, comme la mammite fait du fibrome ou de l'épithélioma du sein.

Anatomie pathologique. — L'infection qui débute par l'urètre se propage aux orifices glandulaires, puis aux canaux excréteurs. Ces canaux s'enflamment, s'oblitèrent et créent dans les acini une rétention septique qui donne lieu à la folliculite ou aux *abcès folliculaires*. Lorsque ces abcès fusionnent, l'abcès prostatique est constitué ; il renferme des brides, reliquats des anciennes cloisons qui séparaient les divers foyers.

Quand l'infection se produit par voie sanguine (veineuse principalement, ou lymphatique rectale). L'abcès est d'abord périglandulaire, et l'infection commence entre les éléments épithéliaux.

Si l'infection augmente d'intensité, elle envahit le milieu de la glande (*abcès central*, mono ou bilobaire) ou toute la glande (*abcès total*). Enfin, si la phlegmasie envahit tout le tissu périprostatique, elle fuse dans différents sens, et le malade peut succomber à la pyémie. Les abcès étendus forment parfois de véritables phlegmons diffus. Ils sont occasionnés par les grandes infections générales d'ordre circulatoire. Dans ce cas, l'inflammation est interstitielle d'emblée, et se propage à tout l'organe.

La *périprostatite suppurée* est une forme de la prostatite, comme l'adéno-phlegmon se rattache à l'adénite. Cette

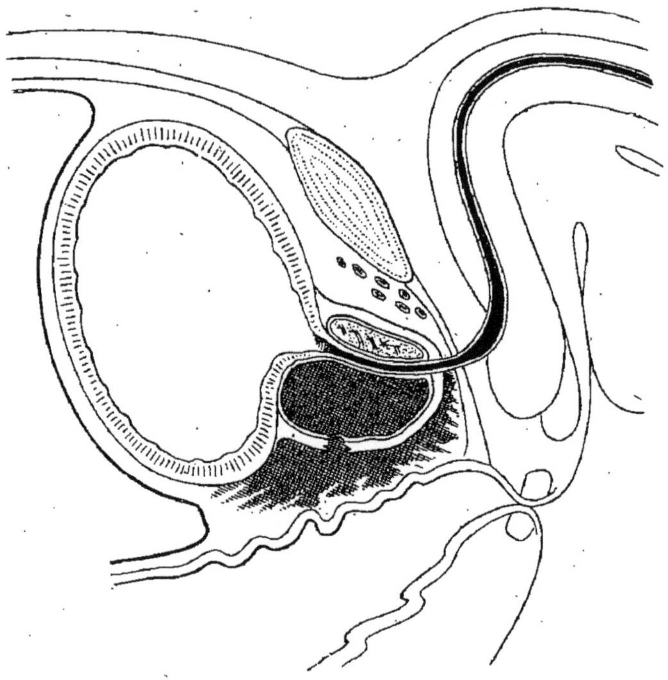

Fig. 68. — Prostatite suppurée avec périprostatite consécutive. — L'abcès a rompu la capsule prostatique en arrière. Le pus fuse entre le rectum en arrière, la prostate et la vessie en avant, et se dirige vers le cul-de-sac péritonéal.

périprostatite se développe dans le tissu cellulaire de l'espace rétro-prostatique et de l'espace inter-vésiculaire immédiatement sous le cul-de-sac péritonéal. L'abcès primitivement intra-capsulaire crève la gaine en arrière et fuse autour du rectum. Inversement, on voit une périprostatite d'emblée succéder à une infection rectale, et entamer la prostate. C'est l'abcès périprostatique d'emblée d'origine périphlébitique.

Le pus de l'abcès prostatique séjourne parfois longtemps dans la loge prostatique sans s'évacuer, mais il finit toujours par s'ouvrir, a) *dans l'urètre*, b) *dans le rectum* ou c) *à la peau*.

A. *Dans l'urètre*. — Ils s'ouvrent spontanément dans l'urètre une fois sur quatre au moins. La muqueuse urétrale se rompt pendant la défécation, le toucher rectal ou le cathétérisme. Le pus sort à chaque miction ou bien dans l'intervalle. La guérison est la règle. Néanmoins, un certain nombre de poches sous-muqueuses fistulisées dans l'urètre créent des *fistules urétrales borgnes internes*, et donnent lieu à des gouttes chroniques et à des cystites récidivantes qui peuvent durer plusieurs années.

B. *L'ouverture dans le rectum* est fréquente. Elle survient pendant la défécation. Parfois, elle coïncide avec l'ouverture urétrale (fistules urétrorectales). L'ouverture spontanée dans le rectum guérit généralement en deux ou trois semaines, quand il reste une fistule, le malade perd de l'urine pendant la défécation.

C. *Ouverture à la peau*. — Le pus gagne, soit le périnée antérieur, en effondrant l'aponévrose moyenne, soit la fosse ischiorectale en perforant le releveur de l'anus. Dans ce cas, cette ouverture s'accompagne de délabrements étendus, et souvent de symptômes graves. La mort est possible par la suppuration, souvent fort longue, et les fonctions génitales sont compromises (rétrécissement des canaux éjaculateurs).

La suppuration prostatique peut s'accompagner de *fusées purulentes ;* ces fusées gagnent la région inguinale, la région obturatrice, et même la paroi abdominale antérieure et la fesse. Exceptionnellement, les abcès de la prostate se propagent à la cavité de Retzius. Il s'agit alors d'un œdème septique ; le cas est rare.

CLASSIFICATION ANATOMO-CLINIQUE DES PROSTATITES

Les prostatites sont : *aiguës* ou *chroniques.*

Elles revêtent trois aspects selon leur évolution.

a. *Prostatite superficielle* (non suppurée).

Prostatite glandulaire catarrhale.

b. *Prostatites parenchymateuses.*

Aiguës, subaiguës, chroniques.

c. *Périprostatites.*

Chroniques ou phlegmonneuses, s'accompagnant de phénomènes généraux graves et d'un pronostic sérieux.

I. — PROSTATITES AIGUES

a. Forme légère. *Prostatite catarrhale glandulaire non suppurée.* — Infection cheminant presque toujours par l'urètre à la suite d'une blennorragie. Elle provoque une réaction légère et superficielle des glandes sous-muqueuses de l'urètre prostatique. Cette prostatite atteint seulement la glande, et n'envahit que secondairement le tissu cellulaire interstitiel. L'infection ne détermine qu'une prolifération épithéliale avec desquamation et diapédèse intense. Ce sont ces leucocytes et ces cellules qui prennent le moulage des tubes glandulaires et constituent les filaments.

Symptômes. — Les symptômes de la prostatite folliculaire se confondent avec ceux de l'urétrite postérieure : Écoulements blennorrhéiques et filaments en forme de virgule qui sont les bouchons des canalicules glandulaires expulsés physiologiquement ou après un massage.

Le patient éprouve des sensations de cuisson à la défécation et à la fin des mictions. Ses mictions sont plus fréquentes, impérieuses. Le toucher rectal révèle une prostate grosse et tendue, douloureuse à la pression. Ces symptômes indiquent une inflammation miliaire dans les trois groupes de glandes sous-muqueux et caractérisent plutôt une période de la maladie pendant laquelle l'expression prostatique fait sourdre des débris mucopurulents.

b. Prostatite parenchymateuse. — Nous prenons comme type la *prostatite blennorragique aiguë.*

Cette prostatite s'annonce deux à trois semaines après le début de l'urétrite. Le sujet éprouve une sorte de gêne, de tension périnéale. La miction devient douloureuse à la fin. Le toucher rectal révèle une prostate grosse, tendue, douloureuse, parfois pulsatile. Le début, au lieu d'être ainsi insidieux, est brusque, peut s'annoncer par un frisson. Il s'accompagne de rétention avec douleur vive au périnée.

La lésion constituée, la douleur est vive, gravative localisée à l'anus ; les mouvements, la défécation et surtout la station assise l'exaspèrent. Elle irradie vers les lombes, les cuisses, le sacrum. Le malade se tourne dans son lit, et ne sait où se poser pour trouver une place acceptable. La miction est lente et retardée comme chez les vieux prostatiques, le jet filiforme. Il y a souvent du priapisme douloureux. La défécation s'accompagne de ténesme. Le malade éprouve la sensation d'un corps étranger dans le rectum. Chaque effort augmente la douleur. Le toucher rectal est difficile, car l'anus est le plus souvent contracté. On doit le pratiquer avec beaucoup de douceur. L'index, quand c'est possible, constate une prostate très grosse, hypertrophiée en masse ou d'un seul lobe. Le sillon médian a disparu, l'organe prostatique est tendu, résistant, douloureux. Un toucher plus profond fait constater parfois que les vésicules sont sensibles et bosselées.

Cathétérisme. — On ne doit pas pratiquer le cathétérisme, s'il n'y a pas de rétention. Si la rétention existe, on y aura recours après avoir échoué après les bains et les lavements.

Symptômes généraux. — La température atteint une élévation moyenne de 38°-38°5 avec état saburral des voies digestives (langue très sale, anorexie absolue, douleurs de reins).

La prostatite aiguë peut se terminer :

a. Par résolution au bout de huit à dix jours;

b. Par induration ;

c. Par suppuration, c'est la règle.

Dans la forme subaiguë, tous les symptômes généraux et fonctionnels sont atténués, elle aboutit à la suppuration.

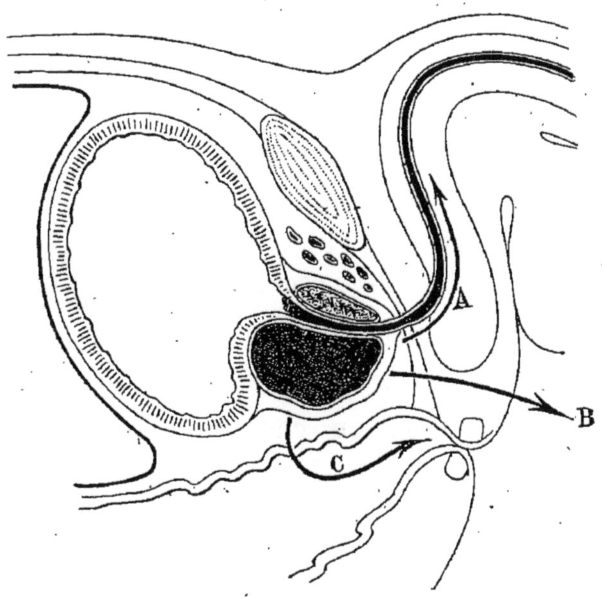

Fig. 69. — Abcès de la prostate. — Voies d'expulsion spontanée ou provoquée du pus.

C, voie rectale. — A, voie urétrale. — B, voie périnéale.

Dans la forme froide, nous sommes en présence de la suppuration prostatique des vieux urinaires accompagnée d'hypertrophie et facilement reconnaissable au toucher.

Symptômes de la suppuration prostatique. — La douleur périnéo-anale devient lancinante, gravative, battante, sourde, la rétention est fréquente. La prostate paraît plus grosse, plus dure ; puis sa consistance se ramollit. Le toucher exaspère la sensibilité. Cette sensibilité est exquise en un point déterminé. Chez certains patients, le doigt explorateur perçoit des battements vasculaires qui paraissent dus à des artères du volume d'une radiale, c'est le « pouls prostatique ». On ne sent jamais de fluctuation franche, la sensation que le doigt éprouve est différente suivant le siège du pus. Nous savons en effet que l'abcès prostatique se trouve tantôt sous la muqueuse urétrale, tantôt à la partie périphérique de la prostate, c'est-à-dire contre le rectum ; tantôt enfin entre les deux. Lorsque le pus évolue vers l'urètre, le doigt ne sent rien ; en cas de saillie vers le rectum, la collection donne l'impression classique du « morceau de caoutchouc », et quand l'abcès est moyen, au centre de la prostate, on éprouve la sensation d'une « pièce de drap tendue sur un cadre ». Si l'abcès s'ouvre spontanément, les accidents tombent, mais la prostatite suppurée localisée peut se compliquer de prostatite diffuse et de périprostatite.

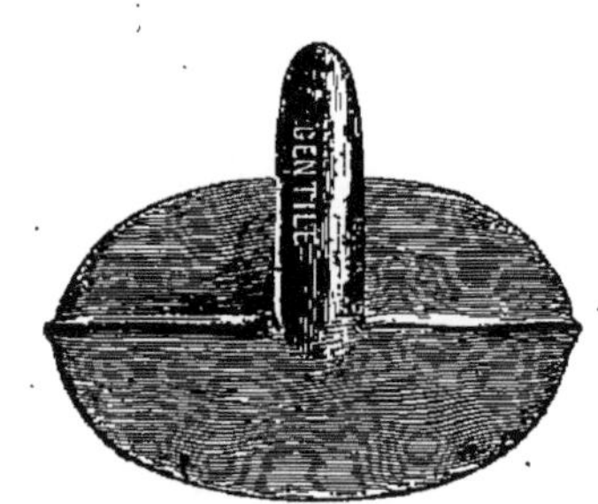

Fig. 70. — Doigtier pour toucher ou masser la prostate.

Lorsqu'il y a périprostatite, le doigt rencontre un empâtement général auquel succède une induration totale ou un ramollissement. Dans ce dernier cas, la fièvre et les symptômes généraux sont très accentués, et le malade présente des phénomènes toxi-infectieux d'une certaine gravité.

Dans l'abcès à marche aiguë, « il y a comme dans l'appendicite un moment dangereux, problématique » (Le Fur). Le chirurgien pendant deux ou trois jours ignore l'allure que va prendre la suppuration. Il peut attendre le moment d'inciser, mais pas trop pourtant. Il faut toucher la prostate matin et soir. En quarante-huit heures la situation peut brusquement s'aggraver et le patient être emporté par la toxi-infection (prostatite phlegmoneuse diffuse, périprostatite).

II. — PROSTATITES CHRONIQUES

Les prostatites chroniques succèdent parfois à la prostatite aiguë passée à l'état de résolution, ou bien elles surviennent d'emblée, lentement, progressivement, à la suite d'une infection provenant de la circulation générale charriée par l'urine, ou d'une infection rectale transmise par le plexus veineux ou recto-prostatique.

Division. — L'aspect macroscopique des lésions est variable.

a. La prostate peut être plus grosse que normalement, mais molle. Il s'agit de la *prostatite glandulaire chronique* qui succède le plus souvent à l'urétrite blennorragique et s'accompagne d'écoulement, de sécrétions vermiformes, non virulents.

b. Tantôt la glande a son volume normal, *c'est la prostatite fibreuse dure*, rétractile qui ne s'accompagne d'aucune sécrétion, et évolue avec tous les accidents du prostatisme. Cette forme peut se compliquer d'infiltration inflammatoire chronique de la capsule, et du tissu cellulaire périprostatique se constituant ainsi :

c. *La périprostatite chronique.*

a. *Prostatite glandulaire chronique.* — Chez les malades qui en sont atteints, il existe souvent une goutte matinale due à l'urétrite chronique de même qu'un écoulement intermittent d'origine prostatique. Ils ont des poussées congestives entraînant un résidu vésical, une prostatorrée abondante aseptique, soit du pus (après massage). Ces troubles aboutissent au prostatisme précoce et à l'adénome (Le Fur).

L'exploration à boule olivaire provoque un peu de sensibilité dans la traversée prostatique, et ramène un peu de pus sur le talon comme dans toute urétrite postérieure.

Le *toucher rectal* fait percevoir une glande aux contours nets, parfois irréguliers sur les parties latérales. L'organe est gros, lisse tendu, mou au toucher, et la pression fait sourdre du liquide prostatique en plus ou moins grande abondance.

Cette prostatite chronique s'accompagne souvent de neurasthénie urinaire avec impuissance partielle et éjaculation pénible.

b. *Prostatite fibreuse.* — La prostatite fibreuse succède à l'infection de la glande. Ordinairement segmentaire, localisée, elle présente des parties dures au toucher. Le malade ressent des pesanteurs, des douleurs irradiées.

Les mictions sont fréquentes, impérieuses. Il existe un résidu vésical faible, mais infecté. Ces lésions peuvent succéder à d'anciennes prostatites aiguës, mais, généralement, les troubles surviennent insidieusement et déterminent les accidents dysuriques du prostatisme. L'évolution des lésions scléreuses est fatale si l'on n'institue pas de traitement, et aboutit à l'étranglement de l'urètre par cette

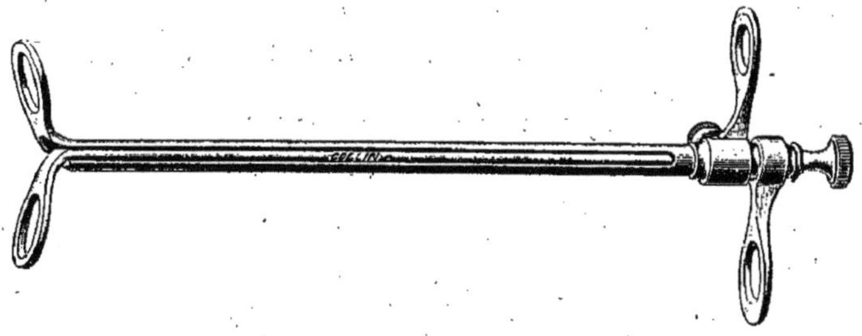

Fig. 71. — Désenclaveur de Young.

gangue fibreuse. Tant que le toucher rectal n'a pas été fait, on peut croire à un adénome.

Anatomie pathologique. — On ne reconnaît pas dans la glande l'aspect nettement adéno-fibreux de l'hypertrophie simple, le tissu est plus dur, plus fibreux. Par la prostatectomie la capsule ne se laisse pas décortiquer de la masse prostatique qu'il n'est pas possible de séparer de l'urètre et des tissus ambiants. Les tissus voisins dépourvus de souplesse n'ont aucune tendance à revenir sur eux-mêmes, ce qui explique la fréquence des fistules à la suite des opérations radicales.

En cas de périprostatite chronique, la capsule est épaissie, infiltrée. Cette infiltration suit les vésicules séminales comme dans le cancer diffus et peut même s'étaler en arrière du bas-fond vésical.

Symptômes. — Le sujet atteint de prostatite chronique consulte soit pour une goutte militaire qui a résisté à tous les traitements urétraux, soit pour des troubles de la miction, soit pour une légère douleur périnéale.

a. *L'écoulement* est considéré comme une sécrétion de l'urètre et mise sur le compte d'une urétrite chronique. En réalité il s'agit d'une sécrétion d'origine prostatique : sécrétion qui peut être septique ou aseptique.

b. *Douleur.* — La douleur spontanée est légère, vague et diffuse, caractérisée par une pesanteur au périnée, à l'anus avec irradiations vers les aines, testicules, reins. Exceptionnellement le sujet se plaint d'élancements dans le canal. Cette douleur spontanée manque dans un tiers des cas. Quand elle existe, elle est en rapport avec la tension du liquide sécrété, dans des cavités glandulaires non perméables.

c. *Troubles de la miction.* — Les troubles font défaut dans un tiers des cas. Chez certains malades les mictions sont plus fréquentes, parfois douloureuses. Souvent on constate un véritable prostatisme avec fréquence nocturne des mictions, faiblesse de projection du jet, rétention complète ou incomplète ; aspect trouble des urines.

Celles-ci troublées par du pus ou des microbes seuls (bactériurie).

d. *Troubles génitaux.* — Ils existent chez plus de la moitié des malades et se caractérisent par des érections nocturnes, des éjaculations douloureuses, parfois par de la spermatorrée, de l'impuissance et de l'hémospérémie.

Diagnostic. — Voici comment il faut procéder à l'examen d'une prostatite chronique :

Interroger d'abord le malade pour savoir s'il existe des antécédents génito-urinaires : blennorragie, orchite, cathétérisme, rétrécissement traumatique ou inflammatoire, spasme de l'urètre, phimosis, masturbation, excès génitaux, continence exagérée, constipation, hémorroïdes, entérocolite, excès de bicyclette ou de cheval, vie sédentaire, grippe, neurasthénie, infections générales.

L'interrogatoire étant terminé, le médecin procède à l'examen local, dans l'ordre suivant : rechercher s'il existe un suintement au niveau du méat, faire uriner dans un premier verre pour rechercher les filaments d'urétrite ; pratiquer le toucher rectal destiné à apprécier les caractères de la prostate, masser cette glande pendant deux minutes pour en exprimer le contenu. Faire enfin uriner dans un second verre pour récolter les sécrétions de la prostate tombées dans la vessie sous l'influence du massage. Puis explorer l'urètre à l'aide de l'explorateur à boule, enfin examiner l'appareil génital (vésicule, épididyme, testicules).

Après cet examen clinique, on pratiquera l'examen microscopique des produits suivants : liquide recueilli au méat ; urine recueillie après massage de la prostate et enfin urine émise spontanément.

Voici quels sont les résultats que fournira chacun de ces examens.

Examen de la prostate. — La glande est grosse dans la moitié des cas. Son hypertrophie siège tantôt sur deux lobes, tantôt sur un seul, sa consistance est généralement irrégulièrement indurée avec saillie et noyau.

Toutefois elle peut être empâtée et déprimée par place (abcès).

Le *toucher rectal* provoque de la douleur à la pression dans plus de la moitié des cas.

Examen des sécrétions prostatiques. — Les urines du second verre, c'est-à-dire recueillies après le massage de la prostate, sont presque toujours troubles, avec ou sans grumeaux. Le microscope révèle des leucocytes et des microbes nombreux (diplocoques, cocci variés, colibaciles, staphylocoque, gonocoque, etc.) ; souvent les microbes et le pus font défaut, mais on peut trouver des spermatozoïdes sains ou déformés, des cylindres hyalins, des globules sanguins, etc.

Examen des urines émises spontanément dans le premier verre. Ces urines sont généralement claires (trois quarts des cas). L'examen microscopique révèle, quand elles sont troubles, les mêmes microbes trouvés après le massage de la prostate dans le second verre.

Examen de la goutte urétrale. — Ce suintement au méat existe dans les trois quarts des cas. L'examen microscopique révèle alors le plus souvent des leucocytes et des microbes.

En procédant ainsi méthodiquement à l'examen de la prostatite, on ne la confondra pas avec une cystite, une tuberculose prostato-vésiculaire, une lésion rénale, un rétrécissement banal de l'urètre ou un adénome prostatique.

Le sujet atteint de prostatite fibreuse chronique présente les symptômes de l'hypertrophie prostatique banale. Seul le toucher rectal fait poser le diagnostic. Il révèle une prostate de volume normal mais plus dure. Parfois elle est plus petite, rétractée. Lorsqu'elle s'accompagne de périprostatite, on trouve à la place de la prostate une masse étalée, ferme, fixée, généralement moins bosselée que le cancer. Cependant il peut exister des points plus durs par endroits.

Diagnostic. — En présence d'une urétrite, le praticien doit se demander s'il y a *abcès prostatique*. Il faut reconnaître dès le début si les glandes suppurent; car le traitement rationnel d'un abcès folliculaire peut prévenir ou empêcher la formation d'un abcès volumineux et collecté.

Pour ne pas le méconnaître, il faut surveiller la prostate dans toute urétrite, blennorragique ou autre, principalement du dixième au quinzième jour de la chaudepisse.

On doit observer de même toute prostatite même légère, et cette surveillance, c'est le toucher rectal qui l'exerce, tout en restant très prudent.

On donne un bain de siège et un lavement chaud au malade, pendant trois heures on le laisse sans uriner, puis on le fait pisser devant soi dans deux verres différents.

Le premier de ces verres renferme des sécrétions urétrales entraînées par la miction ; le deuxième contient, mélangées à l'urine, des sécrétions urétroprostatiques accumulées dans la vessie pendant l'intervalle des mictions. Ensuite on fait coucher le malade, et on pratique le toucher rectal (chez les névropathes, le sphincter se contracte violemment même si la prostate est saine). Le toucher peut montrer une grosse prostate saillante, animée de battements artériels, et si on perçoit un point localisé, douloureux et *fluctuant*, l'abcès est de diagnostic facile.

Habituellement, l'abcès n'est pas si nettement caractérisé. Souvent les abcès prostatiques sont méconnus : 1° chez les sujets jeunes porteurs d'urétrite aiguë ou chronique ; 2° chez les vieillards considérés comme des prostatiques alors qu'ils portent un abcès.

Au toucher, la prostate présente cette forme : elle est uniformément grosse avec un petit point qui bombe. En ce point précis, la pression provoque une douleur exquise. Après cette pression, la dernière portion d'urine est trouble et présente des grumeaux purulents. On peut dans ce cas affirmer une suppuration prostatique ou un abcès folliculaire. L'expression du pus peut n'apparaître qu'au 2e ou au 3e toucher, il faut donc la répéter.

La douleur est un signe caractéristique de suppuration

collectée ou diffuse, élimination faite des nerveux qui se plaignent simplement parce qu'ils ont un spasme de l'anus ou qui exagèrent la sensation prostatique normale.

En cas de prostatite aiguë, cette expression au doigt ne doit être faite qu'avec une prudence extrême. C'est à la fois un procédé de diagnostic et de traitement.

Lorsque le diagnostic d'abcès est fait, il faut procéder au diagnostic bactériologique et histologique.

Il faut laver l'urètre, masser la glande et en recueillir le pus au méat ou mélangé aux urines. S'il ne contient aucun microbe, c'est qu'il s'agit d'une suppuration aseptique dont les éléments pathogènes ont disparu. Si ce liquide renferme de l'albumine, cette albumine n'est pas rénale, mais provient de la prostate ou des vésicules séminales.

Pronostic. — Le pronostic des suppurations prostatiques est très variable suivant la variété clinique et histologique à laquelle on a affaire.

a. Les suppurations sous-muqueuses ou folliculaires ne comportent aucun danger ; il faut pourtant les faire disparaître, car elles conduisent aux abcès collectés dont elles constituent la première phase.

b. Les abcès proprement dits à marche aiguë sont difficiles à pronostiquer : s'ils s'évacuent vite, ils guérissent et laissent peu de traces. S'ils s'évacuent tard, ils laissent après eux des fistules, ou se compliquent de périprostatite ou de prostatite phlegmoneuse diffuse.

c. Les abcès chroniques n'offrent pas une gravité immédiate, mais sont terriblement ennuyeux ; ils résistent à tout traitement et donnent des complications pénibles : fistules urétro-prostatiques, ou prostatisme des jeunes (Le Für). Le prostatisme des jeunes résulte de la sclérose de la glande (prostatite chronique sténosante) qui enserre l'urètre postérieur et le col de la vessie dans une gangue scléreuse, ils évoluent vers l'hypertrophie prostatique fibreuse.

Traitement. — 1° Préventif. — Pour éviter la prostatite, il faut soigner les urétrites en donnant au malade une bonne hygiène et en lui recommandant d'éviter toute cause de congestion pelvienne (cheval, bicyclette).

On traite localement l'urétrite chronique par les lavements chauds, le massage, les attouchements urétroscopiques à la teinture d'iode, la haute dilatation au Kollmann. On soignera surtout les rétrécissements larges de l'urètre qui prédisposent souvent aux prostatites parce qu'ils provoquent la stagnation des éléments septiques au niveau de l'urètre prostatique. Par la dilatation au Kollmann et l'électrolyse, on préviendra ces accidents.

Période d'état. — Dès que la prostatite s'annonce, que faire pour éviter l'abcès ?

D'abord supprimer toute manœuvre urétrale. On met le malade à la diète (régime exclusif des fruits). On prescrit le repos au lit, les bains tièdes et prolongés, les laxatifs légers, de petits lavements chauds à 50°. On peut essayer l'application locale des courants de haute fréquence. Si le malade fait de la rétention, on le sondera très doucement avec une sonde Nélaton ou une petite sonde béquille.

2° Traitement curatif. — Indications : il ne faut pas intervenir sur les malades qui n'ont pas de dysurie ni de symptômes généraux.

Pour opérer, il faut que le **malade souffre**, qu'il fasse de la **rétention**, qu'il ait de la **dysurie** (cathétérisme difficile et douloureux, prudence) ou qu'il présente des phénomènes de réaction générale, principalement de l'hyperthermie (39°). Cette température décèle une infection grave, et il faut opérer, même si l'abcès est déjà ouvert dans le rectum ou dans l'urètre.

Il n'est pas toujours facile de savoir si l'abcès est collecté, si le chirurgien est en présence d'une poche purulente, ou s'il a affaire à un organe enflammé, bourré de petits abcès folliculaires.

Dans ce dernier cas, si la douleur n'est pas trop accentuée, si l'état général est relativement bon, et s'il n'y a pas de rétention, le chirurgien peut attendre. Mais, s'il existe un de ces trois accidents nettement caractérisé, il faut fendre la glande. L'opération soulage et donne issue au pus. En l'absence de phénomènes sérieux, si le chirurgien s'abstient, la collection se videra seule dans le rectum ou dans l'urètre.

Si l'ouverture spontanée laisse après elle une fistule, ou une suppuration prolongée affaiblissant le malade, il sera toujours temps d'opérer.

Voies d'accès. — Voies urétrale, rectale, périnéale.

1° *Voie urétrale.* — Jamais le chirurgien n'ouvre volontairement un abcès prostatique par la voie urétrale. Mais l'abcès se vide souvent au moment du cathétérisme ou du toucher rectal.

Quand le cas se présente, quelle doit être l'attitude du chirurgien ? Il doit masser la prostate doucement une ou deux fois par jour, exprimer ainsi le pus et aussitôt après faire un lavage de vessie et de l'urètre (eau faiblement oxygénée, gargarisme de l'urèthre).

Si l'urine pénètre dans la poche vidée, c'est un accident rare et peu grave. Il est possible qu'une ouverture se fasse aussi dans le rectum. Dans ce cas, on patiente quelques semaines, puis on opère.

Ces ouvertures spontanées dans l'urètre, bien surveillées et soignées, guérissent souvent. Elles se rencontrent surtout dans les abcès sous-muqueux et les abcès centraux moyens. Elles n'ont pas de réaction vive, et se traitent par le massage et les gargarismes.

2° *Incision rectale.* — Si l'abcès bombe franchement du côté du rectum, il est permis de l'inciser par cette voie sans attendre qu'il crève. Cette plaie guérit très bien et le passage des matières fécales dans la place est une objection toute théorique. Le médecin surveillera l'abcès par le toucher rectal, et à la moindre menace de périprostatite, de fusées purulentes ou de rétention d'urine, il fera une incision par le rectum.

Technique. — Anesthésie générale ou rachidienne. Lavage du rectum à l'eau oxygénée faible. Dilater l'anus à fond pour assurer sa béance pendant plusieurs jours. L'index gauche sent la collection. La main droite fend la paroi d'un coup de ciseaux sur la ligne médiane. Quand l'abcès est vide, on le bourre d'une mèche, et avec de la gaze on tamponne le rectum. La mèche maintient la poche ouverte et la gaze fait hémostase. Au bout de deux jours on retire l'une et l'autre en les décollant à l'eau oxygénée.

Après cette incision, il existe souvent une fistule recto-urétrale. Elle se serait aussi bien produite après l'ouverture spontanée.

Pour qu'un abcès prostatique rectal guérisse vite, il faut que le chirurgien fasse une incision de trois centimètres et qu'il détruise, en la fouillant avec le doigt, les cloisons qui divisent la poche.

L'incision rectale est relativement bonne si on y a recours quand l'abcès est bien collecté et bombe franchement dans le rectum.

3° *Incision périnéale.* — L'incision périnéale est l'opération de choix et se pratique comme le premier temps de la prostatectomie périnéale. Ses avantages sur les voies précédentes sont : l'ouverture large, visible, l'évacuation facile du pus, l'examen complet de la cavité et de ses diverticules, la possibilité de tamponner, le contrôle facile de la réparation, l'aisance pour les pansements, la déclivité parfaite, une voie d'accès large pour parer aux hémorragies et éviter la production d'une fistule urétro-rectale.

Les inconvénients sont : la nécessité d'un chirurgien

de profession. Un chirurgien de fortune n'a ni les connaissances anatomiques précises, ni l'habitude des interventions sur le périnée. Il ne manquerait pas de crever le rectum, et de produire une fistule urétro-périnéo-rectale pénible. Enfin deux autres inconvénients sont : 1° la lenteur de la cicatrisation (deux à trois semaines); 2° la possibilité de léser un canal éjaculateur.

Pourtant cette voie constitue l'opération de choix, dans la plupart des cas. Elle s'impose, quand il y a des phénomènes généraux ou de la rétention, surtout quand l'abcès ne bombe pas franchement dans le rectum.

Prostatectomie périnéale. — Un vieil urinaire présente des accidents dysuriques, sa prostate est très douloureuse au toucher rectal. Il faut se décider à l'incision périnéale. L'incision faite, nous tombons sur la prostate. Nous comptions trouver une collection limitée et nous trouvons une glande bourrée de cinq à six abcès. Dans ce cas, il faut ouvrir les abcès avec le doigt, exciser la totalité des débris prostatiques en ménageant l'urètre, puis introduire une sonde vésicale par le périnée : cette opération procure de beaux succès.

De même, chez les vieux urinaires très infectés à orchidépididymites à répétition, à foyers de suppuration prostatique multiples, surtout s'ils sont porteurs de périprostatite avec plaques d'infiltration, il faut pratiquer la prostatectomie périnéale.

Prostatectomie sus-pubienne. — Lorsqu'il s'agit d'un prostatique porteur d'un adénome, on l'emploie de préférence.

Le malade a été infecté par une fausse route, par un cathétérisme malpropre, voire par la constipation. Le toucher rectal éveille de la sensibilité, et un point plus mou, plus fluctuant. Il s'agit probablement d'un ou de plusieurs petits abcès tièdes, noyés dans une masse adénomateuse prostatique. Le traitement qui s'applique à ce cas est la prostatectomie sus-pubienne comme s'il s'agissait d'une hypertrophie banale.

On délivre ainsi le patient de sa prostate et de ses abcès.

CANCERS PROSTATIQUES

Les tumeurs malignes de la prostate comprennent :

Les tumeurs conjonctives : *sarcomes*, et les tumeurs épithéliales : *épithéliomas*.

I. — SARCOMES

Le sarcome prostatique est une tumeur mixte, et se développe aux dépens des débris embryonnaires du corps de Wolff, plutôt qu'aux dépens de la prostate même.

Cette pathogénie est à rapprocher des tumeurs parotidiennes sous-maxillaires ou sublinguales qui se développent, non aux dépens des glandes, mais proviennent des débris embryonnaires du système branchial.

Histologiquement, ces sarcomes prostatiques sont constitués par des fibres striées et des cellules rondes petites et grandes comme les sarcomes du rein de l'enfant.

Ces tumeurs conjonctives peuvent se rencontrer exceptionnellement chez l'adulte, on les retrouve plus spécialement chez l'enfant.

Leur évolution est rapide, elles se propagent d'abord vers la vessie, puis vers le périnée, le rectum et les parois pelviennes. De sorte que, débutant par des troubles vésicaux, ils finissent par bomber vers l'anus et le périnée.

J'ai vu deux enfants atteints de sarcome prostatique : le premier, âgé de six ans, présenta une hématurie initiale et répétée. Par le toucher rectal, je constatai une masse irrégulière, grosse comme une mandarine; deux mois après, la tumeur atteignait les parois pelviennes. La mort survint rapidement par anurie. Quelques semaines avant la mort, le néoplasme, développé par en bas, faisait bomber le périnée comme chez une parturiente à la période d'expulsion.

Le second malade, âgé de deux ans, me fut amené pour de la rétention d'urine. Je trouvai d'emblée une tumeur occupant presque tout le bassin. Quelques semaines plus tard, les ganglions iliaques et lombaires devinrent volumineux et le sujet mourut de cachexie.

Contre le sarcome de l'adulte, nous avons la prostatectomie, le cas est rare. Contre le sarcome de l'enfant, nous sommes désarmés.

II. — ÉPITHÉLIOMAS

Étiologie. — Le cancer prostatique apparaît à peu près à l'âge où débute l'adénome. Il peut naître d'emblée ou se développer sur une prostatite glandulaire chronique ou un adénome déjà existant comme le cancer se développe sur la mammite ou sur l'adénome du sein, — 1/10 des prostates hypertrophiées sont en voie de dégénérescence cancéreuse et reconnues par l'histologiste.

Anatomie pathologique. — 1° Épithélioma circonscrit (Épithélioma adénoïde d'Albarran). — Cet épithélioma est d'une bénignité relative, longtemps circonscrit, longtemps inclus dans la capsule prostatique et limité à la loge ; les ganglions peuvent être indemnes. Cet épithéliome est très souvent secondaire à la prostatite ou à l'hypertrophie. Il est peu infectant, et, au début, modifie à peine l'aspect extérieur de la glande. A la coupe, la prostate présente l'aspect d'une hypertrophie banale ; l'œil reconnaît pourtant des nodules plus denses, plus opaques coïncidant avec des bosselures superficielles. Ces noyaux sont blancs, rouges, jaunes. Ils apparaissent saillants et cerclés de fibres grisâtres. Parfois, on remarque de petites cavernes qui sont le résultat de la destruction du tissu néoplasique.

A un degré plus avancé, toute la prostate est infiltrée de tissu néoplasique, ou bien la capsule est envahie et le tout forme une masse bosselée irrégulière et dure.

Peu à peu la tumeur infiltre la vessie (il est à remarquer que les cancers de la vessie ne se propagent jamais vers la prostate). Dans le bas-fond vésical, des bosselures apparaissent simplement recouvertes par la muqueuse.

Tantôt il s'agit d'une simple infiltration profonde, épaississant la paroi vésicale au niveau de sa base, au niveau du bas-fond ou au niveau du trigone, tantôt la muqueuse est saine, tantôt elle s'infiltre également.

Cette propagation vésicale est la cause des premières hématuries que l'on constate dans le cancer prostatique.

Les orifices des uretères sont tantôt refoulés en arrière, tantôt enfouis sous la tumeur. Ils sont ou non comprimés la pyélonéphrite suppurée en est souvent la conséquence.

2° Épithélioma diffus. — Cette forme correspond à ce que Guyon appelle la carcinose prostato-pelvienne. Il s'agit en effet d'un carcinome très infectant qui non seulement évolue aux dépens de la prostate, mais aussi envahit les ganglions du bassin et de l'abdomen et se termine fatalement et rapidement par la mort.

Au point de vue macroscopique, le néoplasme envahit rapidement toute la glande, sous forme d'une tumeur irrégulière, d'une dureté pierreuse, puis il détruit la capsule, et envahit les organes voisins en suivant les lymphatiques et la gaine celluleuse des vaisseaux. Par en haut, il envahit les vésicules terminales. La masse se prolonge ainsi sous forme de croissant dont les cornes sont représentées par les vésicules. La concavité du croissant se comble bientôt par infiltration cancéreuse qui monte en arrière de la vessie. La tumeur se prolonge ensuite latéralement vers les échancrures du bassin. Elle remplit la cavité pelvienne de ses bourgeons et adhère au squelette auquel elle semble fixée.

Du côté de la vessie, il peut y avoir propagation, destruction de la muqueuse et bourgeonnement dans la vessie.

L'urètre est généralement comprimé, mais il peut être ulcéré et détruit.

Les métastases sont fréquentes, soit du côté du foie, du rein et même du côté du squelette (bassin, côtes, crâne, membres, etc.).

Je n'ai jamais fait examiner histologiquement les prostates enlevées par la voie sus-pubienne. Sur 55 prostates que j'ai enlevées par le périnée, l'histologiste a reconnu 5 fois un cancer.

Histologie. — L'épithélioma prostatique revêt deux formes :

L'une, adéno-épithéliale, où le tissu acineux normal se découvre encore, et porte le nom histologique *d'épithélioma adénoïde* (Albarran et Hallé).

L'autre, épithélioma alvéolaire, dans lequel toutes les cavités des acini sont comblées par une prolifération de cellules rondes ou polygonales.

La première forme comporte des lésions peu étendues.

Dans la seconde, le stroma est divisé en cloisons minces limitant les alvéoles remplies de cellules. L'aspect glandulaire a souvent disparu presque totalement dans la tumeur. Le stroma peut être quelquefois très réduit, de sorte qu'on ne voit qu'un amas de cellules arrondies ou polygonales. Ces cellules sont un peu plus volumineuses qu'un leucocyte déformé, tantôt cubiques, tantôt cylindriques comme celles qui tapissent les culs-de-sac glandulaires.

Ces deux formes histologiques peuvent être associées.

Symptômes du cancer prostatique. — Le *début* du cancer prostatique est généralement insidieux. Le sujet se présente au chirurgien soit pour une hématurie, soit pour des troubles de la miction qui simulent une hypertrophie prostatique, soit pour une complication grave, la maladie initiale ayant été méconnue ; les complications peuvent être : l'anurie, les métastases, l'infection urinaire.

Douleurs. — Les douleurs sont fréquentes au cours du cancer prostatique : le sujet se plaint de lancements dans la région lombaire, dans le périnée avec irradiations vers la verge ou le sacrum. Ou bien il consulte pour une névralgie sciatique ou crurale.

Hématuries. — L'hématurie existe dans un tiers des cas de cancer prostatique. Comme toute hématurie néoplasique, elle est spontanée et indolore, survient sans cause aussi bien la nuit que le jour. Le plus souvent, elle est initiale. Toutefois elle peut être terminale quand le col vésical est ulcéré ou envahi. Cette hématurie est légère, elle peut quelquefois être abondante.

Pyurie. — Les accidents de cystite ou de pyélite avec

urines troubles apparaissent chez les sujets infectés. Ils sont la conséquence d'un sondage malpropre.

Dysurie. — Troubles de la miction. — Nous trouvons ici tous les accidents du prostatisme : difficulté d'uriner, retard du jet, pollakiurie, rétention aiguë chronique complète ou incomplète, incontinence, etc. On pourrait croire à une hypertrophie de la prostate banale si on ne faisait l'examen direct.

Troubles de la défécation. — Ils existent lorsqu'il y a compression du rectum par le néoplasme.

Examen clinique. — On fait l'examen clinique par le cathétérisme, le toucher rectal, le palper et l'endoscopie.

a. CATHÉTÉRISME. — L'explorateur à boule révèle une traversée prostatique plus longue et irrégulière. Il est dévié, parfois arrêté et ne peut pénétrer dans la vessie. Quand l'explorateur est retiré, il s'écoule souvent du sang. Parfois un débris de néoplasme est ramené sur le talon de l'instrument.

La sonde de Nélaton ou la béquille pénètrent en général facilement. Il ne faut jamais employer de mandrin ni de sonde métallique, car le tissu est friable et saignant.

Dans la vessie, l'exploration révèle des saillies irrégulières simulant des calculs et saignant facilement.

b. TOUCHER RECTAL. — Le toucher révèle des signes importants au point de vue diagnostic, car ceux-ci diffèrent suivant la variété de cancer.

a. Dans le cancer circonscrit : la prostate paraît de consistance ou de volume normal ou régulièrement hypertrophié. Mais bientôt, sur un des points de sa surface, on constate une partie plus dure, plus irrégulière, à un degré plus avancé, la glande, est bosselée, irrégulière, et d'une dureté ligneuse.

b. Dans le cancer diffus, le doigt rencontre une masse prostatique volumineuse. Son bord supérieur se prolonge sous forme de cornes le long des vésicules séminales. Il en résulte une sorte de croissant à concavité supérieure en arrière de la vessie. Bientôt, l'infiltration néoplasique comble l'intervalle des deux cornes, et la masse prostatique se prolonge en haut derrière la vessie, sans qu'on puisse atteindre sa limite supérieure.

A une période plus avancée, le néoplasme enserre le rectum, et le doigt se trouve coincé entre le cancer et le rectum. Dans ce cas, les bords du néoplasme se propagent vers les échancrures sciatiques, donnant lieu à la carcinose prostato-pelvienne diffuse.

Dans cette exploration digitale, il faut toujours rechercher quelle est l'indépendance du rectum par rapport à la tumeur; n'est-ce pas un cancer rectal propagé à la prostate?

c. Palper hypogastrique. — Le palper sera toujours combiné au toucher. Les deux doigts de chaque main saisissant la masse prostatique apprécieront son volume, son immobilité et le degré de la saillie que le néoplasme produit du côté de la vessie.

Il fera également reconnaître dans les fosses iliaques,

dans les aines, et parfois au-devant de la colonne vertébrale les masses ganglionnaires.

Il ne faudra pas négliger de rechercher l'œdème des membres inférieurs et le volume des reins.

Pour pratiquer cette exploration d'une façon méthodique et complète, le malade sera endormi.

d. Endoscopie. — L'examen endoscopique montre parfois l'entrée de la cavité vésicale envahie de saillies bourgeonnantes, couvertes, soit de villosités charnues, soit d'ulcérations végétantes.

e. L'état général n'est guère touché en cas de cancer circonscrit. La cachexie est par contre rapide en cas de carcinome infectant (carcinose prostato-pelvienne).

Évolution. — Les cancers circonscrits évoluent en deux, six ou dix ans. Généralement en deux ou trois ans. Les cancers diffus tuent le malade en un an environ. La mort n'est pas due à la cachexie cancéreuse, mais à une complication urinaire (anurie, pyélite).

Diagnostic. — Pour faire le diagnostic de cancer prostatique, on se basera sur la consistance de la tumeur appréciée par le toucher rectal.

Le *cancer circonscrit* pourra être confondu avec l'*hypertrophie simple* ou avec les *abcès chroniques*.

a. Hypertrophie simple. — En cas d'adénome, il n'y a pas, comme dans le cancer, de douleur spontanée. La prostate est volumineuse, mais nettement circonscrite. Elle est ferme sans être dure, lisse et non pas inégale.

En cas de cancer, la sonde ramène facilement du sang ; le cathétérisme est mal supporté, particulièrement la sonde à demeure. Il faut se méfier des hypertrophies qui paraissent débuter après soixante-dix ans. Tenir compte également de l'apparition de la pollakiurie et de la dysurie, symptômes communs aux deux affections. Si les difficultés de la miction sont récentes et leur fréquence ancienne, on a affaire à une hypertrophie. Si au contraire le prostatique se plaint d'emblée et en même temps de dysurie et de pollakiurie, on se trouve en présence d'un cancer. Dans ce dernier cas, en effet, la difficulté des mictions apparaît peu de temps après leur fréquence.

b. Abcès prostatiques. — Il s'agit d'abcès chroniques comme on en rencontre parfois chez les vieux urinaires. Leur prostate est déformée, volumineuse, et défendue par une capsule épaissie, indurée. Le toucher rectal provoque alors une sensibilité très vive, beaucoup plus vive qu'en cas de cancer.

Le cancer diffus peut être confondu avec la *périprostatite* et le *cancer de la vessie*.

c. Dans la périprostatite, le doigt reconnaît une masse prostatique dure, fixe, souvent prolongée par en haut en forme de croissant comme dans le cancer diffus. Mais la masse n'est point volumineuse. Elle est moins irrégulière, moins bosselée, moins dure. Les accidents sont plus anciens, le sondage ne provoque pas d'hématurie. L'état général est meilleur, il n'y a pas de ganglions perceptibles.

d. Le cancer de la vessie peut être confondu avec celui de la prostate. Dans les deux cas, l'état général est modifié, il existe des hématuries et le palper combiné au toucher perçoit une masse indurée, irrégulière dans la même région. L'hésitation ne résiste pas à un examen attentif : si c'est un cancer prostatique, l'explorateur constate un urètre allongé et saignant. Le toucher révèle une tumeur médiane, l'explorateur laisse percevoir un urètre prostatique de longueur normale si c'est un cancer de la vessie. Combiné au toucher, le palper montre que la masse est développée plus haut que la prostate, qu'elle donne la sensation d'un liquide remplissant la vessie, ou plutôt d'une nappe cartonnée, plus développée d'un côté que de l'autre et si un doute persiste, il faut pratiquer la cystoscopie.

Traitement. — *a.* Le traitement palliatif médical est celui de tout cancer inopérable : injections de morphine, suppositoires belladonnés, bains de siège. Injections intra-musculaires de quinine. Injections de sérums ou de vaccins anticancéreux. Radiothérapie, hautes fréquences. Ces divers moyens soulagent le malade et le prolongent.

b. Le traitement palliatif chirurgical comprend : la *cystostomie sus-pubienne* que l'on doit pratiquer en cas de rétention aiguë. C'est une mauvaise opération qui assure l'évacuation de l'urine et ajoute une infirmité aux souffrances du patient.

La *néphrostomie bilatérale* en cas d'anurie; cette opération est encore moins à conseiller que la précédente, puisqu'elle crée deux fistules au lieu d'une.

c. Traitement curatif chirurgical. — Bien que relatif quand il s'agit de cancer, le traitement curatif est le traitement de choix quand il est appliqué à temps.

Dès 1867, Billroth obtint une survie d'un an chez un malade atteint de cancer limité de la prostate auquel il avait fait une prostatectomie. Actuellement, on peut affirmer que le carcinome prostato-pelvien est inopérable, mais que les cas de dégénérescence circonscrite des adénomes donnent de bons résultats opératoires. Les opérations *pour cancers prostatiques* présentent une léthalité de 40 p. 100 et les survies prolongées sont la rare exception. Dans les cas favorables on a une proportion moins sombre et la mortalité opératoire est de 15 p. 100. Nous devons ajouter que si la majorité des cancers prostatiques est inopérable, c'est que là, comme dans beaucoup d'autres cas passibles d'une intervention précoce, le malade est opéré trop tard.

En résumé, les néoplasmes qui sont curables chirurgicalement rentrent dans la catégorie des hypertrophies prostatiques dégénérées.

Indications. — L'examen clinique devra donc être minutieux : avec le toucher, il faut limiter la tumeur, déterminer si l'infiltration n'a pas gagné les vésicules séminales; si elles sont envahies, il vaut mieux s'abstenir. La tumeur doit être mobile dans son ensemble et les plans voisins doivent être souples. Par la cystoscopie, on verra si la muqueuse vésicale est saine de même que le trigone.

Choix de l'opération. — Quelle intervention doit-on faire et quelle méthode employer?

La cystostomie sus-pubienne? Elle est dans ce cas insuffisante.

La prostatectomie transpérinéale? C'est la meilleure opération et la voie qui se draine le mieux.

Technique. — Il existe deux procédés :

1er *Procédé.* — A un travers de doigt au-dessus de l'anus, on incise d'un ischion à l'autre. Puis on sectionne le muscle recto-urétral et on dénude la face postérieure de la prostate. Sur un conducteur préalablement introduit on coupe l'urètre et par l'orifice vésical, on glisse le désenclaveur dans la vessie. Avec cet instrument, on abaisse la prostate, on dénude et on remonte en avant de la glande presque sur la paroi antérieure de la vessie. Cette paroi mise à nu : 1° on l'incise longitudinalement avec les ciseaux jusqu'au-devant du col; 2° on croise cette première ouverture par une seconde incision transversale menée de dedans en dehors de chaque côté à un centimètre en avant des orifices urétéraux. Par ce procédé, on détache le col et toute la partie antérieure du trigone par une incision circulaire. La prostate tient encore au bas-fond vésical en arrière. Pour la libérer, on passe les ciseaux sous la vessie et à petits coups on détache les vésicules séminales qu'on libère en bloc en arrière des uretères. Quand les vésicules séminales et les

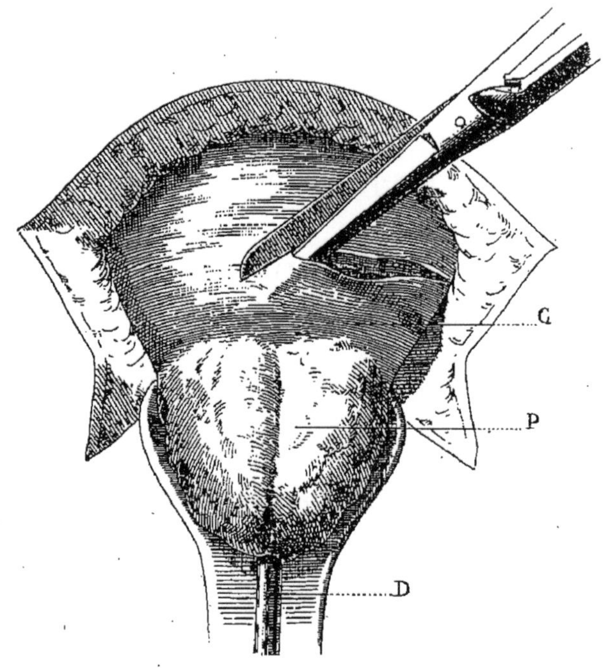

Fig. 72. — Prostatectomie périnéale totale pour cancer.
La prostate P, est séparée des tissus voisins, tenue par le désenclaveur D. Les ciseaux sectionnent la paroi antérieure de la vessie, immédiatement au-dessus du col C.

canaux déférents sont ainsi libérés, on sectionne très haut les canaux déférents, grâce au plan de clivage qui sépare la vessie. Puis la tumeur vient tout d'une pièce.

2e *Procédé.* — On ouvre l'urètre et la prostate d'avant en arrière, sur toute leur hauteur; avec un doigt introduit par le col, on abaisse la vessie, on libère une des moitiés de la tumeur d'arrière en avant et on sectionne la vessie jusqu'à un centimètre en avant de l'orifice urétéral. La

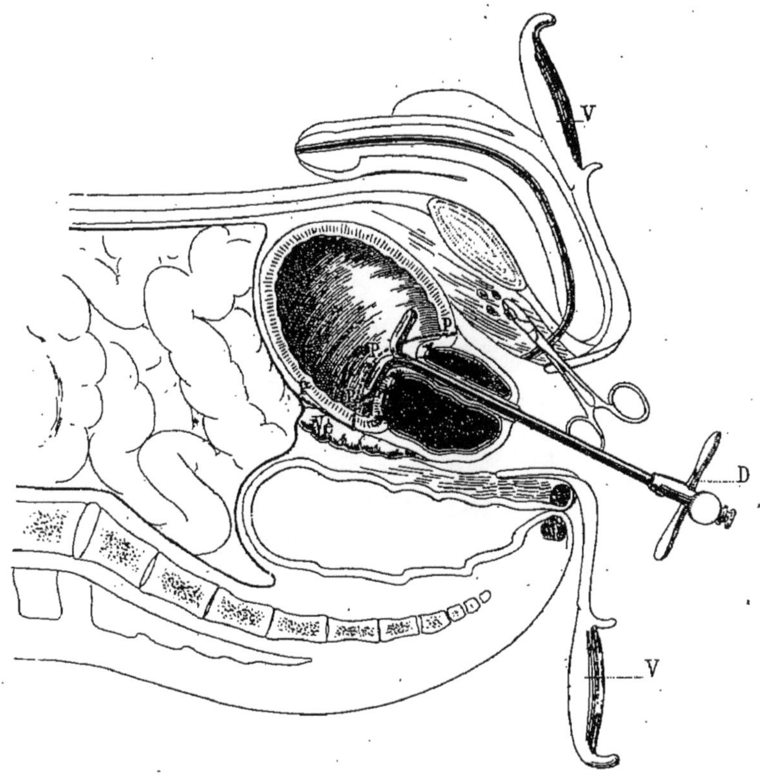

Fig. 73. — Prostatectomie périnéale totale pour cancer.

Les valves V, V séparent le rectum d'avec l'urètre. Les pointillés PP passent sur la vessie au-dessous de l'uretère et en avant de la vésicule séminale Vé ; ils indiquent la limite supérieure de l'exérèse. — D, désenclaveur de Young dont les 2 branches vésicales sont écartées.

vésicule séminale correspondante est alors disséquée et enlevée avec la partie inférieure du canal déférent. Sur cette portion vésicale, on place une pince et on pratique la même manœuvre de l'autre côté. Il s'agit en somme d'un morcellement par hémisection.

Note. — Pour les très grosses prostates, pour les suppurations hautes, *pour les cancers surtout*, il faut souvent recourir à la mobilisation temporaire du rectum par le procédé de *Bœckel.*

Le sujet est placé soit dans la position ventrale de Depage, soit dans celle de Proust.

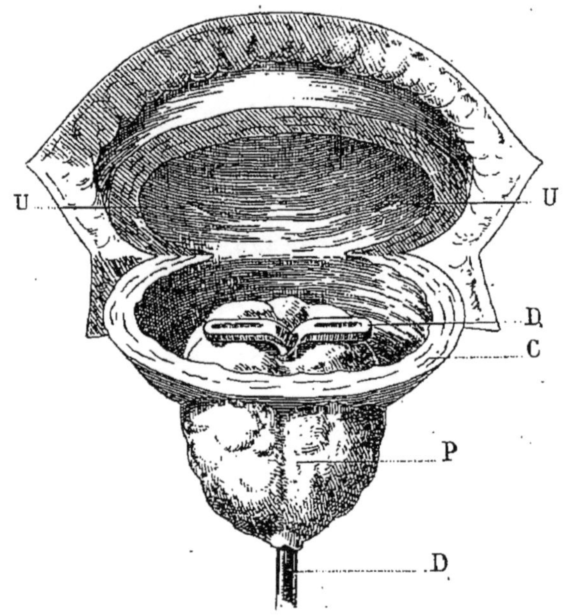

Fig. 74. — Prostatectomie périnéale totale pour cancer (technique de Young). Le col C de la vessie est excisé au-dessous des uretères U dont on voit les orifices. La prostate P est maintenue et tirée par le désenclaveur de Young D.

Premier temps. — Dissection du rectum et mise à nu du triangle recto-urétral.

On pratique une incision verticale commençant à la base du coccyx et circonscrivant l'anus en raquette. On divise la peau, le tissu cellulaire, et le rectum est décollé sur les côtés. On coupe devant le muscle recto-urétral et on poursuit le décollement du rectum ; arrivé sur la prostate, on dénude sa face postérieure, et on débride quelques fibres superficielles du releveur de l'anus pour avoir du jour. Ce décollement doit être pratiqué avec la pointe des ciseaux fermés. Une branche de l'hémorroïdale moyenne, et quelques branches de l'hémorroïdale inférieure donnent un peu de sang, il suffit de les pincer sans mettre de ligature.

Par ce moyen, le rectum se trouve découvert sur une hauteur de 8 centimètres et la prostate apparaît au fond de la plaie.

Deuxième temps. — Le deuxième temps comprend l'extirpation de la prostate.

Troisième temps. — Mise en place du rectum, dans sa position normale (Le fait de dénuder le rectum tranche les nerfs sphinctériens et devrait provoquer de l'incontinence) ; le cas de Bœckel montre que cette paralysie n'existe pas.

Par les procédés d'extirpation que nous venons d'exposer, les orifices des uretères sont ménagés.

La prostate doit être extirpée avec sa loge aponévrotique et les plexus veineux, découverts aussi loin que possible, sont enserrés en un pédicule de chaque côté. On peut ensuite sectionner la vessie, le trigone, libérer les vésicules terminales et terminer en laissant deux pièces sur les pédicules postérieurs.

En somme, on laisse quatre pinces à demeure comme dans l'hystérectomie vaginale.

Suites opératoires. — A la suite de ces opérations, il y a une large plaie vésicale, on la réduit en partie, et on place une sonde périnéale à demeure. Bien que le sphincter soit supprimé, la continence est encore possible.

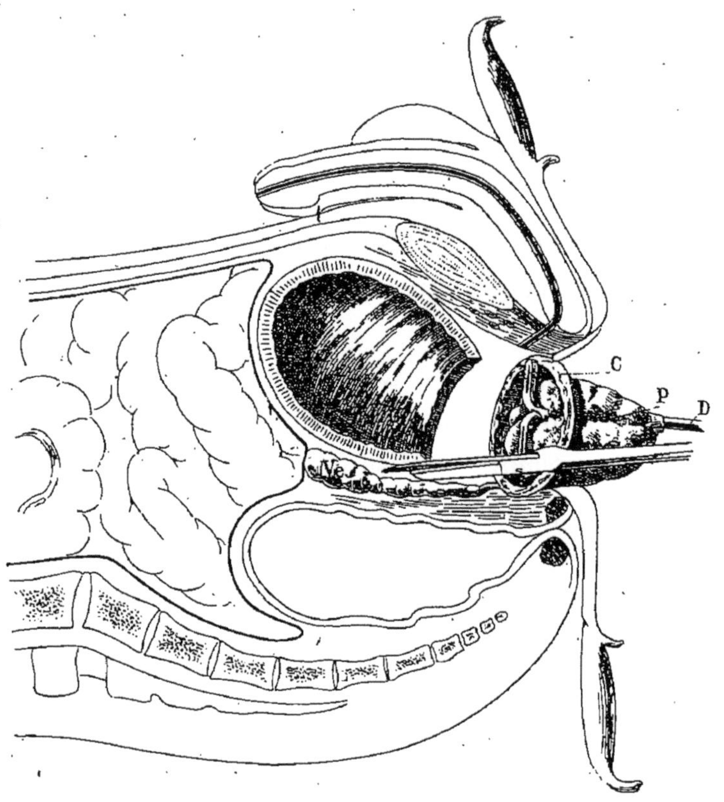

Fig. 75. — Prostatectomie périnéale totale pour cancer.

La section circulaire au-dessus du col C et au-dessous des orifices urétéraux U est terminée. Les ciseaux achèvent l'exérèse et séparent la vésicule séminale V qui doit être enlevée avec la prostate P et le col vésical C.

Le malade garde habituellement une fistule périnéale.

I. — TUBERCULOSE DE LA PROSTATE

Étiologie. — La prostate est un des terrains de prédilection choisis par le bacille de Koch.

La tuberculose y est rarement limitée et fait généralement partie de la bacillose génito-urinaire.

Elle peut s'y montrer isolée toutefois. Sa fréquence maxima est entre vingt et quarante ans ; les urétrites chroniques y prédisposent.

Pathogénie. — L'infection se fait par voie sanguine (artères de la prostate), mais plus fréquemment par l'urine. L'urine véhicule des bacilles tuberculeux, et infecte l'organe à son passage. Cette localisation prostatique coexiste fréquemment avec la tuberculose du rein ; ce qui explique le mode de propagation.

Les bacilles du rein charriés par l'urine qui provient du rein bacillaire ou indemne infectent les glandules sous-muqueuses prostatiques et les canaux éjaculateurs.

« Le bacille de Koch descend le cours de l'urine, et remonte celui du spasme » (Cayla).

Anatomie pathologique. — A. Microscopique. — On rencontre dans la prostate la tuberculose sous ses deux formes. *Granulation grise* et *tuberculome.* Son évolution s'effectue comme ailleurs vers la caséification, ou la transformation fibreuse qui est le processus de guérison spontanée. Comme l'infection débute dans les canaux excréteurs, c'est dans l'épithélium des canaux glandulaires que la maladie fait son apparition. On voit les acini entourés d'infiltration embryonnaire, c'est une rare exception quand la bacillose débute par le tissu cellulaire interglandulaire.

B. Macroscopique. — La prostate tuberculeuse revêt plusieurs aspects : tuberculome, abcès froids, cavernes, processus fibreux.

1° *Tuberculome*. — Le volume prostatique est à peu près normal, un peu augmenté pourtant ; sur la coupe on voit des noyaux en marche vers la transformation vitreuse ou caséeuse, et entourés d'une zone scléreuse de défense. Ces noyaux occupent, soit la région péri-urétrale et peuvent soulever la muqueuse, soit la face rectale ou le centre de la glande, soit la périphérie de l'organe que l'on perçoit bosselée.

2° *Cavernes*. — Les cavernes sont le résultat de la caséification des tubercules dont le contenu s'est vidé dans l'urètre. Dans quelques cas la prostate peut être vidée complètement et se réduire à une capsule fibreuse, cloisonnée de brides. Lorsque les cavernes existent, l'urine peut y séjourner, d'où une poche urineuse. D'autres fois la dégénérescence caséeuse envahit toute la prostate, c'est une dégénérescence massive ; la glande et l'urètre ont totalement disparu.

3° *Processus fibreux*. — La transformation fibreuse ou calcaire peut envahir les tubercules et les guérir. Cet envahissement peut être localisé au tissu périprostatique ou envahir le tissu cellulaire pelvien.

4° *Abcès froids prostatiques. Leur évolution*. — L'abcès peut évoluer vers le rectum, s'y ouvrir et produire une fistule rectoprostatique ou une rectite tuberculeuse.

Il peut évoluer vers le périnée après avoir traversé

les espaces pelvi-rectaux supérieur et inférieur et créer des fistules qui donnent du pus et de l'urine.

L'abcès peut gagner le cul-de-sac rétro-vésical et provoquer de la pelvi-péritonite tuberculeuse.

Symptomatologie. — Comme la tuberculose de la prostate évolue tantôt vers l'urètre, tantot vers le rectum, nous aurons deux formes de localisation : une forme urétrale, une forme rectale.

A. Forme urétrale. — C'est plutôt une forme urétro-prostatique, car le col vésical et l'urètre sont altérés. Il s'agit d'une véritable urétrite postérieure subaiguë avec comme signe :

La douleur à la miction (initiale et terminale), du ténesme vésical, de la pollakiurie, un besoin impérieux jusque l'incontinence.

L'écoulement urétral. — Il s'écoule par l'urètre, du pus ou du sang, et si on va « traire la goutte au périnée ». Le méat montre une goutte de pus (blennorrée tuberculeuse de Ricord). Indépendamment de l'exploration, il peut se produire des décharges purulentes quand le malade va à la selle ou pendant le toucher rectal. Quand le malade urine, les premières gouttes sont chargées de pus. Le cathéter dirigé vers la vessie fait parfois fausse route, et tombe dans une caverne.

Les hémorragies. — L'urétrorragie tuberculeuse se produit tantôt au début, et fréquemment à la fin des mictions; elle est en rapport avec la congestion de la prostate et du col vésical. A la période des cavernes, il peut survenir des hémorragies très abondantes et durant plusieurs jours comme dans les néoplasmes de la vessie.

La miction en deux temps. — La vessie se vide d'abord en jet, puis la caverne laisse couler en bavant l'urine qu'elle contenait, cette caverne peut contenir jusqu'à 45 grammes d'urine.

La rétention incomplète. — Lorsqu'on sonde le malade après les mictions, on retire fréquemment 50 à 60 grammes d'urine.

La rétention complète. — Survient quand un abcès froid bombe dans le canal. Dans ce cas, le chirurgien sonde le malade, l'abcès crève, le jus se vide, et la miction reparaît. On peut favoriser l'évacuation purulente en pratiquant l'expression prostatique par le toucher rectal.

L'hématospermie. — Le sperme des malades atteints de tuberculose prostatique est souvent teinté de sang.

B. Forme rectale (Circonférentielle). — Les symptômes cliniques de cette variété sont les suivants :

Pesanteur à l'anus;

Douleur au périnée;

Ténesme rectal;

Des fistules fréquentes au rectum où à la peau.

Chez les malades qui en sont atteints, on peut observer des troubles mentaux : Neurasthénie, manie, pouvant aboutir au suicide.

Diagnostic. — Le diagnostic se fait à l'aide du toucher rectal; l'exploration du doigt montre une prostate normale ou augmentée de volume. La pression de l'organe peut faire sourdre au méat du pus renfermant le bacille de Koch ; ce fait caractérise la forme urétrale. Si c'est au contraire une forme rectale, on sent la prostate farcie de noyaux durs ou une collection quand les tubercules sont ramollis.

Lorsqu'il y a dégénérescence massive de la glande, le doigt s'y enfonce comme dans un bloc de suif. La prostate est parfois petite, ronde, non douloureuse : c'est la forme fibreuse. Ou bien elle est entourée d'une gangue indurée comme dans les périprostatites banales.

Il ne faudra pas manquer d'explorer les vésicules séminales qui renferment souvent des noyaux ainsi que les canaux déférents et les uretères. Le toucher rectal révèle parfois que la muqueuse rectale a perdu sa mobilité, elle ne glisse plus sur la musculeuse. Lorsqu'un orifice fistuleux existe, on sent une dépression irrégulière et mollasse. On se servira aussi du cathétérisme pour le diagnostic.

Dans la forme urétrale, le cathétérisme est inutile et douloureux, la sonde file souvent dans une cavernule et ne pénètre pas dans la vessie ; elle ramène dans ce cas un peu de pus mélangé à l'urine. Pour éviter cet accident, il faudra prendre la sonde béquille à une ou deux coudures et lui faire suivre la paroi supérieure du canal. Dans certains cas, il est prudent d'aider le cathétérisme du toucher rectal et de guider avec l'index gauche le bec de la sonde.

Cystoscopie. — La cystoscopie est dangereuse et inutile.

Urétroscopie. — L'urétroscopie peut avoir ses indications ; elle ne sera pratiquée que par un spécialiste.

N. B. — Il faudra distinguer la tuberculose prostatique de la prostatite chronique, de la syphilis, et du cancer. Distinguer sa variété rectale ou urétrale.

Marche. Évolution. — La prostatite tuberculeuse envahit le plus souvent la vessie, les vésicules séminales, le rein et le poumon. Elle peut aussi guérir par transformation fibreuse.

Sur quatre malades mourant de tuberculose prostatique, un meurt de cachexie urinaire par envahissement du rein, et trois succombent à la phtisie du poumon.

Traitement. — Le traitement donne d'assez bons résultats ; c'est néanmoins une affection grave. Il faut considérer *trois cas* au point de vue du traitement.

Dns le premier, il n'y a pas d'abcès. Si les vésicules séminales, les épididymes, les poumons, les reins et la vessie sont intacts, on peut faire la prostatectomie transpérinéale et enlever la glande.

Dans le deuxième cas, il existe un abcès prostatique ouvert ou non. On incisera le périnée, on grattera, on excisera les tissus malades, puis on tamponnera.

Enfin, troisième cas, il y a fistule recto-urétrale, on pratique la même opération en suturant la plaie rectale.

Si la bacillose a envahi la vessie, le rein ou le poumon, pas de traitement sanglant.

II. — CALCULOSE PROSTATIQUE

Les concrétions que l'on rencontre dans la prostate sont de deux sortes :

D'abord, des calculs rénaux ou vésicaux, expulsés par la voie vésicale et arrêtés dans l'urètre prostatique ;

Ensuite, les concrétions formées dans l'épaisseur même du tissu glandulaire.

Étiologie. — Ces concrétions sont fréquentes chez des sujets âgés. Elles apparaissent sous la muqueuse urétrale sous forme de petits grains de raisin. A la coupe, ces grains sont formés de couches concentriques comme les grains d'amidon. Ils contiennent des débris épithéliaux visibles au microscope et se laissent facilement écraser entre deux doigts. Ces concrétions sont formées de substance albumineuse et de lécithine. Ce sont des corps azotés. Elles passent généralement inaperçues parce qu'elles sont aseptiques.

Indépendamment de ces concrétions, il y en a d'autres formées de phosphates de chaux. Ils siègent dans l'épaisseur même de la prostate, où ils peuvent occuper une caverne purulente.

Symptômes. — Les gros calculs provoquent le *syndrome prostatique :*

Douleur au périnée ;

Pesanteur à l'anus ;

Troubles légers de la miction ;

Pollakiurie ;

Douleur en urinant.

Au toucher rectal, on sent : une prostate irrégulière, parfois crépitante, avec un ou plusieurs points doués d'une vive sensibilité.

Diagnostic. — La présence des calculs peut se révéler par trois sortes d'accidents :

I. Une miction de pierres ;

II. La rétention complète ;

III. L'infection prostatique avec tous les accidents des suppurations prostatiques chroniques (fistules rectales ou périnéales).

Le cathétérisme ne permet pas toujours de sentir les calculs.

On ne confondra pas les calculs intra-prostatiques avec les calculs émigrés dans l'urètre prostatique. Ces derniers sont généralement uratiques, multiples et se reconnaissent à la sonde.

Les autres siègent dans la glande même et sont perceptibles au toucher rectal par un point très dur et doué d'une sensibilité exquise.

Traitement. — Le traitement indiqué est la prostatectomie.

TABLE

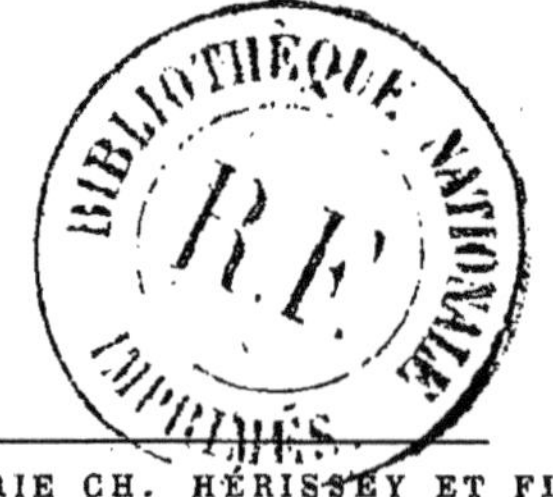

ÉVREUX, IMPRIMERIE CH. HÉRISSEY ET FILS

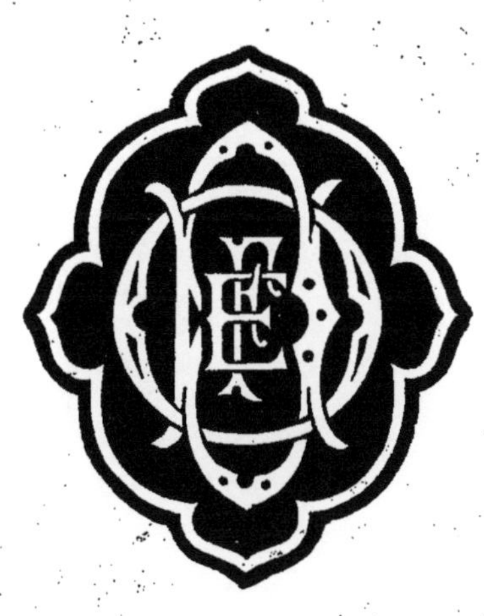

www.ingramcontent.com/pod-product-compliance
Ingram Content Group UK Ltd.
Pitfield, Milton Keynes, MK11 3LW, UK
UKHW012037240726
13965UKWH00003B/846

9 782013 465588